Seybou Baba Diarra

Intussusceção intestinal aguda secundária em crianças

Seybou Baba Diarra

Intussusceção intestinal aguda secundária em crianças

no serviço de cirurgia pediátrica do CHU Gabriel Touré

ScienciaScripts

Cover image: www.ingimage.com

This book is a translation from the original published under ISBN 978-620-6-70252-8.

Publisher:
Sciencia Scripts
is a trademark of
Dodo Books Indian Ocean Ltd. and OmniScriptum S.R.L publishing group

120 High Road, East Finchley, London, N2 9ED, United Kingdom
Str. Armeneasca 28/1, office 1, Chisinau MD-2012, Republic of Moldova, Europe
Printed at: see last page
ISBN: 978-620-8-36040-5

Conteúdo

DEDICACÕES....2
AGRADECIMENTOS....4
HOMENAGEM AOS MEMBROS DO JÚRI....6
1 INTRODUÇÃO....8
2 OBJECTIVOS....9
3 INFORMAÇÕES GERAIS....10
4 METODOLOGIA....29
5 RESULTADOS....33
6 COMENTÁRIOS E DEBATE....40
7 CONCLUSÃO E RECOMENDAÇÕES....49
BIBLIOGRAFIA....50
APÊNDICES....56

DEDICACES

Dou graças a **Deus**, Todo-Poderoso, clemente e misericordioso. Tudo começa com ele e tudo acaba com ele. Agradeço-lhe por me ter dado vida, coragem e saúde, sem as quais este trabalho não teria sido realizado.

Ao Profeta Mohamed (pbuh): que a paz de Deus esteja com ele.

Dedico este modesto trabalho a :

O meu pai : Baba DIARRA

Querido Pai, esta obra é tua. Acreditou em mim e não se poupou a esforços para fazer de mim o que sou hoje.

Guiaste-me nos meus primeiros passos, ensinaste-me o significado de honra, dignidade, humildade, moralidade, justiça e perdão.

Foi sempre uma pessoa trabalhadora, rigorosa e exigente consigo própria e com toda a família.

Encontram nesta obra a expressão da minha mais profunda gratidão e de todo o meu apreço. As vossas orações nunca me faltaram, assim como o vosso encorajamento e o vosso apoio moral, emocional e material.

Agradeço-vos do fundo do coração porque foram a chave do meu sucesso. Que Alá todo-poderoso vos dê uma vida longa e, sobretudo, muita saúde.

A minha mãe : Djeneba COULIBALY

Querida mãe, encarnas para mim o afeto de uma mãe dedicada, corajosa e tolerante. O teu amor por nós, a tua grande generosidade e o teu sentido do perdão sempre me impressionaram.

Nunca esquecerei este calor maternal e não tenho palavras para te descrever e exprimir todo o amor e admiração que tenho por ti.

Todo o mérito deste trabalho é também vosso. Obrigado pelas vossas bênçãos, pelas vossas orações diárias e por todos os sacrifícios que fizeram pelos vossos filhos e por toda a vossa família.

Que o Senhor Todo-Poderoso vos abençoe e vos conceda uma longa vida em paz e a maior saúde.

Para meu horror: Aminata

Foi mais do que um grande polegar dolorido para mim, pois cultivou em mim o respeito, a honestidade, a coragem e o sentido de um trabalho bem feito. Este trabalho não teria sido possível sem os vossos esforços. Pensei em ti em todos os momentos deste trabalho.

Os meus irmãos e irmãs: Bable, Salif, Mahamadou, Arouna e Mastan, Mariam, Kadidiatou, Alimata, Bintou

Caros irmãos e irmãs, obrigado pelo vosso apoio, afeto e respeito por mim. Que o bom Deus me dê a coragem de vos agradecer e seja o garante da nossa fraternidade.

As minhas tias e tios : Awa DIARRA , Kadidiatou DIARRA, Wassa DIARRA, Mah DIARRA e Yacouba DIARRA, Adama DIARRA, Issa DIARRA, Soungo DIARRA

Meus queridos tios e tias, obrigado pelos vossos conselhos e carinho para comigo.

AGRADECIMENTOS

Glória a Deus, criador dos céus e da terra, omnisciente e omnipotente. É a ti que procuramos refúgio e é a ti que pedimos sabedoria, pois não temos outro conhecimento senão o que nos ensinaste. Agradecemos ao Profeta Muhammad (SAW) a boa nova; ser-te-emos fiéis até ao nosso último suspiro. Que a tua família e todos aqueles que te seguem entrem no paraíso.

Os meus mais sinceros agradecimentos:

À família COULIBALY, os meus agradecimentos, respeitos e considerações.

Ao Dr. Mamadou TRAORE, não tenho palavras para lhe agradecer.

A todo o pessoal do CHU - Gabriel TOURE pela vossa disponibilidade.

A todos os meus camaradas e amigos do Point-G, com quem passei por todos os momentos difíceis.

À Reitoria e ao corpo docente da Faculdade de FMOS: que tiveram a amabilidade de me ensinar e de partilhar comigo os seus imensos conhecimentos.

A todos aqueles que, de longe ou de perto, contribuíram para a minha formação ou para a elaboração deste trabalho.

A todos aqueles que mostram desprezo por mim.

Aos meus mestres formadores:

Pr KEITA Mamby, Pr COULIBALY Yacaria, Dr TOURE Issa Amadou, Dr COULIBALY Oumar, Dr KAMATE Benoi, Dr DOUMBIA Aliou, Dr DJIRE Mohamed Khassoum, Dr DAOU Moussa.

Vocês foram mais do que professores para mim, por isso espero que encontrem neste documento o fruto dos vossos próprios esforços.

Ao Dr. COULIBALY Youssouf, que tanto me ajudou ao longo deste trabalho, foi um apoio incondicional na preparação deste documento.

Continua a ser um homem preocupado com o êxito dos seus jovens irmãos. Tem a minha sincera gratidão.

eme A toda a turma 9 do numerus clausus da FMOS, o saudoso Pr ALWATA, em memória dos bons momentos que passámos juntos.

Aos meus amigos da cirurgia pediátrica:

Dr. MAIGA Moussa, Dr. TOGOLA Boubacar, Dr. KONE Amadou, Dr. KONTA Gaoussou, Dr. HAIDARA Mahamadou, Dr. DIARRA Drissa, Dr. CAMARA Sadio, Dr. COULIBALY Moussa, Dr. SIDIBE Modibo, Dr. BAH Mamadou Aliou.

Obrigado pelos vossos conselhos e apoio moral.

Internos de cirurgia pediátrica:

SAMAKE Ibrahima, TOGO Yacouba, SANGARE Sidiki, KEITA Victor, DEMBELE Sekou, TRAORE Abdoul Kader, DIARRA Adama, TAPILY

Aboubakar, SYLLA Salim, DIARRA Helene, TRAORE Fanta, AREMU Issuf, DIALLO Moussa O, DIALLO Mohamed S, NIARE Mamadou, COULIBALY Mariam, BAH Sekou, TRAORE Moustapha.
Passei momentos inesquecíveis convosco e boa sorte no mercado de trabalho.

Aos meus cadetes de cirurgia pediátrica:

NIARE Daouda, DIALLO Lanseni, SIMAGA Oumar, COULIBALY Mamadou, GOITA Sidi, KEITA Naremba, BAH Kadidiatou, BERTHE Habibatou
Desejo-vos coragem e tudo de bom para o futuro.

A todo o pessoal de enfermagem da enfermaria, ao Major Abdrahamane e à sua equipa: Koromba, Ouley, Djelika, Mme DIARRA, DOLO, SOUSSABA, Mariam dite Marie, AWA e todos os outros.
Obrigado pela vossa colaboração.

Aos meus amigos e confidentes: THIOCARY Sinaly, TRAORE Arouna, TRAORE Mamadou, DENA Thomas
Obrigado pela vossa confiança em mim; nunca a esquecerei.

HOMENAGEM AOS MEMBROS DO JÚRI

Ao nosso Mestre e Presidente do júri

Professor Alhassane TRAORE

> Professor Associado de Cirurgia Geral na FMOS.

> Médico hospitalar no CHU Gabriel Toure.

> Especialista em cirurgia hepatobiliar e pancreática.

> Docente no Instituto Nacional de Formação em Ciências da Saúde

> Membro da Societe de Chirurgie du Mali (SO.CHI.MA).

> Membro da 1 Association des Chirurgiens d'Afrique Francophone (A.C.A.F*)*.

> Membro da Sociedade Internacional de Hérnias.

Caro Mestre,

Está a dar-nos uma grande honra ao aceitar presidir a este júri, apesar dos seus muitos compromissos importantes.

A sua acessibilidade, o seu espírito crítico e o seu rigor científico fazem de si um mestre respeitado e admirado por todos.

Queira aceitar, caro mestre, a expressão da nossa profunda gratidão e do nosso inabalável apego.

Ao nosso Mestre e Juiz
Dr. Belco MAIGA

- Assistente de Mestre na FMOS
- Médico hospitalar no CHU-Gabriel Toure
- Diretor do serviço de urgência e de cuidados intensivos pediátricos do Hospital Universitário Gabriel Toure

Caro Mestre,
Deu-nos uma grande honra ao aceitar fazer parte deste júri, apesar dos seus muitos compromissos. Impressionou-nos a sua modéstia, a sua disponibilidade e o seu rigor num trabalho bem feito. Pode estar certo, caro Mestre, da nossa profunda gratidão.

Ao nosso Mestre e codiretor
Dr. Issa AMADOU

- Professor Auxiliar de Cirurgia Pediátrica na FMOS
- Especialista em ortopedia e traumatologia pediátrica
- Médico hospitalar no CHU Gabriel TOURE
- Membro da SOCHMA
- Membra da AMAPED
- Membra da Sociedade Africana de Cirurgiões Pediátricos

Caro Mestre,
Sempre respondeu favoravelmente aos nossos pedidos relacionados com o trabalho. A sua presença é uma oportunidade para exprimirmos a nossa admiração pela sua competência profissional e pela sua grande simpatia. Os nossos mais sinceros agradecimentos.

Ao nosso Mestre e Diretor destes
Professor Yacaria COULIBALY

- Professor Associado de Cirurgia Pediátrica na FMOS
- Membro da Sociedade Cirúrgica do Mali
- Médico hospitalar no CHU Gabriel TOURE
- Membro da Sociedade Africana de Cirurgiões Pediátricos
- Membro da Associação Maliana de Pediatria
- Cavaleiro da Ordem de Mérito da Saúde

Caro Mestre,
Acolheu-nos no seu departamento e partilhou connosco os seus conhecimentos, demonstrando o seu empenho na nossa formação. Gostaríamos de aproveitar esta oportunidade para vos agradecer sinceramente. A sua franqueza, a sua capacidade intelectual e o seu rigor num trabalho bem feito são admirados por todos. Aceite, caro mestre, a expressão da nossa mais profunda gratidão. Tem o nosso mais profundo respeito.

1 INTRODUÇÃO

[1]A invaginação intestinaltiiguc (IIA) é a penetração de um segmento intestinal e do seu meso no segmento intestinal subjacente, por um mecanismo de reviramento em dedo de luva [1, 2, 3].

Diz-se que é secundária (IIAS) quando está ligada a uma lesão orgânica (divertículo de Meckel, tumor benigno ou maligno) ou faz parte de uma patologia mais geral do tubo digestivo (púrpura reumatoide, fibrose quística, doença celíaca), ou ocorre num contexto particular (IIA pós-operatória, quimioterapia, parasitose). É uma emergência abdominal rara [4].

É observada em recém-nascidos, bebés com menos de 2 meses e crianças com mais de 2 anos de idade, e representa 2,5% a 18% das AIs em crianças [4].

Na Europa, estudos recentes estimam que a taxa se situa entre 0,66 e 2,2 por 1000 crianças [5].

AKBULUT [6], em 2012, publicou uma série de 36 casos de intussusceção intestinal secundária a linfoma.

A etiologia foi pós-operatória na série ONGOM [7] no Uganda, que registou 37 casos em 2012.

Em 2016, a ENEHWI em Marraquexe registou 13 casos de IIA na sequência de divertículo de Meckel [8].13 casos notificados pela MHANNA em 2015 tinham causas múltiplas [9].

No Mali, em 2012, foi responsável por 10,1% das obstruções intestinais agudas [10].

É predominante nas gargantas [3].

O diagnóstico de AI em crianças é fácil, quando a sintomatologia é óbvia e consiste na tríade clássica de dor abdominal paroxística, vómitos e corrimento rectal. No entanto, esta tríade nem sempre está presente, uma vez que a sintomatologia pode ser atípica, confundindo o médico e atrasando o tratamento [11].

A dificuldade no diagnóstico da ISAI reside na diversidade de formas clínicas incompletas ou enganadoras. É geralmente sugerido devido à idade de início, aos sintomas associados, à localização ou à natureza recorrente da intussusceção.

O tratamento é exclusivamente cirúrgico e adaptado à etiologia [3].

O prognóstico depende da duração da doença, da extensão das lesões e da natureza da causa [3].

Para compensar a falta de dados sobre IIAS no nosso departamento e contribuir para o desenvolvimento da literatura sobre este assunto, iniciámos este trabalho, que tinha os seguintes objectivos

2 OBJECTIVOS

OBJECTIVOS :

1- Objetivo geral :

Estudo da intussusceção intestinal aguda secundária em crianças no serviço de cirurgia pediátrica do CHU Gabriel Toure.

2- Objectivos específicos :

- Determinação da frequência hospitalar da intussusceção intestinal aguda secundária em crianças;

-Determinação das causas da intussusceção intestinal secundária aguda em crianças.

- Aspectos diagnósticos e terapêuticos;
- Analisar o seguimento do tratamento.

3 INFORMAÇÕES GERAIS

GERAL:

1- HISTÓRIA:

A intussusceção intestinal aguda foi distinguida de outras obstruções intestinais há menos de 300 anos. Era conhecida antes do advento da radiologia, mas o seu diagnóstico clínico era muitas vezes tardio.

[1]John HUNTER (1793) descreveu a invaginação aguda e discutiu a sua anatomia patológica post mortem.

Em 1831, no Tennessee, WILSON efectuou a primeira desinvaginação cirúrgica de um escravo negro.

Em 1871, Jonathan HUTCHINSON relatou o primeiro caso a ser tratado cirurgicamente com sucesso.

Em 1897, CLUBBE, na Austrália, efectuou a primeira ressecção por invaginação.

[1]A primeira descrição anatómica da intussusceção aguda é atribuída a Paul Barbette em 1674 [12]. No século XIX, foram descritos alguns tratamentos bem sucedidos usando redução hidrostática, mas a condição era geralmente fatal. O primeiro procedimento curativo foi realizado em 1871 por Jonathan Hutchinson [13]. O uso diagnóstico e terapêutico do enema opaco foi relatado em 1927, em França por Pouliquen, nos Estados Unidos por Retan e Stephens e na Escandinávia por Olsson e Pallin [14].

Ao mesmo tempo, a taxa de mortalidade para esta doença caiu de 75% em 1884 [19] para 30% em 1939 [15]. Desde 1970, a taxa de mortalidade tem sido próxima de 0% [16].

2- DEFINIÇÃO:

[1]A intussusceção intestinal aguda (IIA) em crianças é a penetração de um segmento intestinal e do seu mesentério no segmento imediatamente a jusante, e a sua progressão numa direção iso peristáltica numa pessoa com idade igual ou inferior a 15 anos.

A combinação do cilindro interno ou invaginado, do cilindro externo ou invaginante e do(s) cilindro(s) intermédio(s) é conhecida como bexiga invaginada. O resultado é uma paragem do trânsito intestinal responsável por uma cessação de matéria e gás, acompanhada de compressão venosa com redema e distúrbios hidrolíticos que podem progredir rapidamente para necrose intestinal. Trata-se de uma urgência médica e cirúrgica [1, 2, 3].

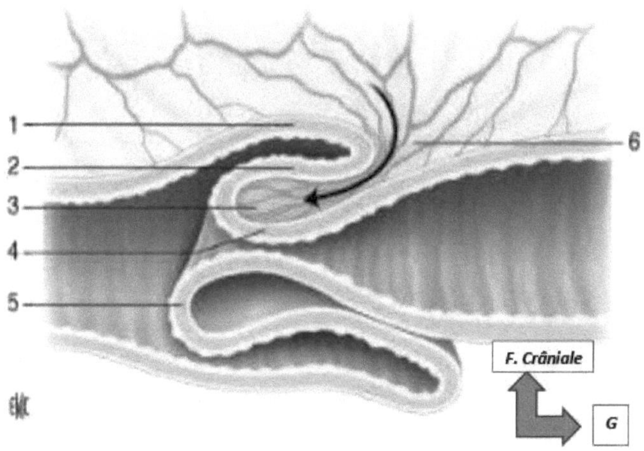

Figura 1: Diagrama de invaginação
1= Túnica externa, 2= Túnica média ou segmento de retorno, 3= Meso-invagina, 4= Túnica interna ou segmento penetrante, 5= Cabeça e 6= Colarinho. [3]

3- EPIDEMIOLOGIA:

A IIA secundária é uma emergência cirúrgica abdominal rara.

É responsável por 2,5 a 18% das AIs. A sua frequência é mais elevada nas séries em que a cirurgia é sistemática [4].

Distribuição por sexo: a intussusceção aguda secundária é predominantemente masculina, com um rácio de 3 gargantas para 2 raparigas [4].

Repartição por idade :

A AIH secundária em crianças ocorre tipicamente entre os 2 meses e os 2 anos de idade [17, 18].

4- ANATOMOPATOLOGIA:

As invaginações são designadas, em primeiro lugar, pelo nome do segmento intestinal invaginado, depois pelo nome do segmento intestinal intermédio que pode ter sido envolvido e, finalmente, pelo nome do segmento invaginado. A intussusceção iliocólica é a mais frequente; inicia-se no íleo terminal, estendendo-se depois pelo cólon, em maior ou menor extensão, até ao ânus, que pode atingir. Diz-se que a intussusceção é ileocólicaTrans valvular quando a válvula de Bauhin e o apêndice permanecem no local. É ileo-coeco-cólica quando a válvula de Bauhin forma a cabeça da invaginação, arrastando o apêndice para o processo de invaginação. A intussusceção ileo-ileal pura ou colo-cólica pura são variantes raras da intussusceção idiopática. A intussusceção mais simples consiste em três cilindros.

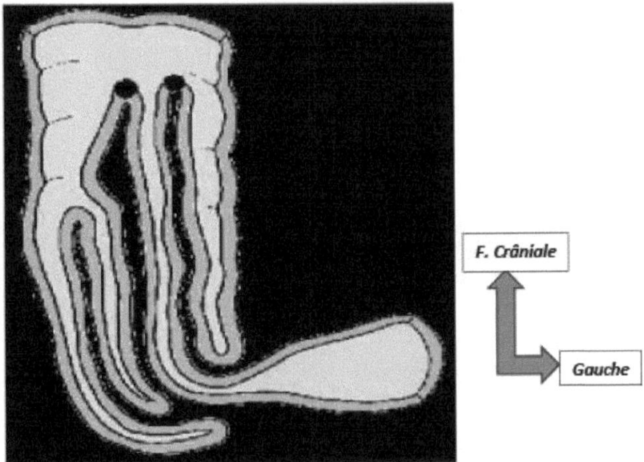

Figura 2: Invaginação ileo-caecocólica

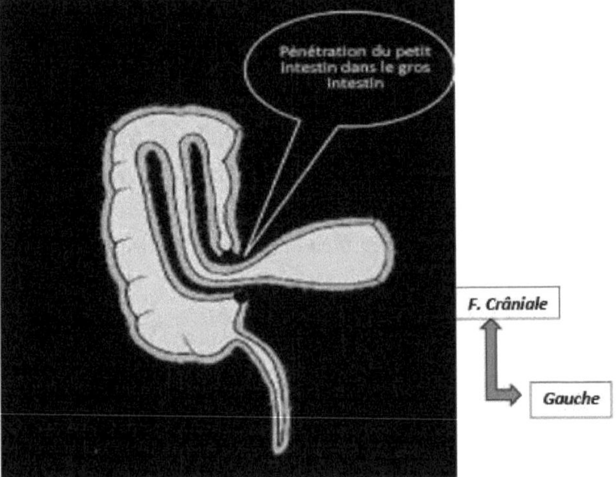

Figura 3: Invaginação ileocólica transvalvular

Em função da topografia, distingue-se entre :

- intussusceção intestinal aguda de origem ileo-caecal (90% dos casos): - ileo-caecal - C®co-c®cales - Ileo-colics
- invaginações intestinais de tiiguc com ponto de partida ileal: - Ileo-ileais por obstrução mecânica - Ileo-colicas - Ileo-c®cales
- invaginações intestinais tiiguc's com ponto de partida no cólon :
- Cólon direito, mais comum em crianças mais velhas

- Intussusceção cólo-cólica:

É inconstantemente secundário e raro em crianças (pólipo, duplicação).

5- ETIOLOGIA:

Em geral, a SAI está associada a perturbações motoras intestinais, cujas causas são atualmente muito diversas.

Nos bebés, a densidade das placas de Payer e dos gânglios linfáticos mesentéricos na região ileo-caecal é muito elevada.

A predominância masculina da IIA é explicada pelo maior tecido linfoide na gárgula do que na rapariga.

É feita uma distinção entre as invaginações secundárias às chamadas lesões orgânicas, mais comuns nas crianças ou associadas a outra patologia, e as chamadas invaginações idiopáticas, que representam a maioria dos casos (90% nos bebés).

As lesões parietais (divertículo de Meckel, duplicação, pólipo, tumor benigno ou maligno, tumor do estroma gastrointestinal, pseudotumor inflamatório) ou uma doença geral do tubo digestivo (linfoma, púrpura reumatoide, fibrose quística, doença celíaca) podem igualmente constituir um obstáculo à motricidade intestinal e ser responsáveis pela intussusceção secundária.

Alguns autores referem uma predisposição hereditária, que pode ser considerada como uma etiologia da IIA, especialmente após uma infeção viral [19].

Existe ainda a IIA pós-operatória, que é exclusiva das crianças e ocorre nos dias seguintes à cirurgia que modifica a topografia intestinal e sobretudo mesentérica (sobretudo o retroperitoneu, exérese de uma grande massa) [20, 21, 22].

6- FISIOPATOLOGIA:

1. Mecanismos :

Na maioria dos casos (98%), a AIH está ligada a uma perturbação do peristaltismo intestinal.

A hipertrofia do tecido linfoide, muito importante nos lactentes na região ileo-cical, constitui o ponto de partida para a intussusceção, criando um obstáculo ao peristaltismo intestinal, por vezes aumentado por uma infeção viral (são habituais picos sazonais, tendo mesmo sido registadas epidemias, provavelmente relacionadas com a existência de uma infeção viral). A onda peristáltica de um segmento intestinal não se propaga e choca com o segmento relaxado subjacente, provocando o seu reviramento [1].

Foi identificada uma associação entre a utilização de antibióticos e a ocorrência de IRA, uma vez que os antibióticos são os medicamentos mais frequentemente prescritos na população pediátrica. Além disso, têm efeitos adversos no trato gastrointestinal, modificando a motricidade da flora intestinal [3].

As lesões parietais (divertículo de Meckel, duplicação, pólipo da vesícula biliar, hemangioma ou outro tumor benigno ou maligno) ou uma doença mais geral do trato digestivo (linfoma, púrpura reumatoide) podem também constituir

etiologias da intussusceção intestinal [4].
A síndrome hemolítico-urémica (SHU) conduz a perturbações vasculares intestinais e é responsável por anomalias na viscosidade do conteúdo intestinal. Estas lesões podem levar às chamadas invaginações intestinais agudas secundárias [23].
A IIA pós-operatória é uma complicação clássica mas rara da cirurgia abdominal. Rara em adultos, é a consequência em crianças de alterações na função motora intestinal na fase pós-operatória devido a múltiplos factores pré, per e pós-operatórios [22].
Vários factores favoráveis foram observados em casos de IIA após cirurgia abdominal de neuroblastoma: a idade jovem da criança, a quimioterapia anticancerígena pré-operatória, a anestesia geral prolongada e a dissecção longa do retroperitoneu em contacto com os elementos nervosos do sistema neurovegetativo [24].
A quimioterapia é uma causa mais rara em crianças tratadas de tumores malignos; o espessamento das paredes intestinais é responsável pela hiperperistalse que leva à invaginação intestinal [25].
O aleitamento materno exclusivo pode também ser um fator de risco para a IIA, através do aumento do peristaltismo intestinal [1].
A desinvaginação espontânea também é possível, o que explica os ataques dolorosos sugestivos de AII por vezes encontrados nos antecedentes dos doentes.

2. Consequências :

- As consequências locais da intussusceção aguda são de duas ordens:

1. Oclusão por obstrução do lúmen intestinal, resultando no estrangulamento do mesentério do segmento invaginado, que é a principal causa da doença.
2. A compressão venosa e linfática resultante deste estrangulamento é responsável tanto pela hipersecreção do redemoinho como da mucosa.

Nas formas mais avançadas, observa-se uma estase de fluidos a montante da boudina, com a formação de um verdadeiro 3º sector intestinal reforçado pelo extravasamento de fluido intra-peritoneal. A compressão dos elementos nervosos explica as reacções neurovegetativas que acompanham os ataques de calor, e a compressão arterial mesentérica conduz à isquémia e, em seguida, à necrose da parede da ansa de intussusceção, com difusão do sangue no tubo digestivo.

- As consequências gerais estão ligadas a:

Factores locais:
S Desequilíbrio hidrolítico, levando a uma desidratação aguda.
S Equilíbrio ácido-base.

S O desequilíbrio hemodinâmico é devido à hipovolemia secundária ao 3° sector e à desidratação.

S As repercussões ventilatórias são responsáveis pela distensão abdominal, que leva à hipoventilação alveolar.

S Estado toxi-infecioso: por disseminação intra-peritoneal de germes intestinais.

S Reacções neurovegetativas: por compressão de elementos nervosos.

Tipo de descrição: IIA secundário ao divertículo de Meckel (DM)

É raro, ocorrendo em apenas 2% dos indivíduos. É sempre único, implantado em frente à terminação da artéria mesentérica superior. É vascularizado por um ramo arterial separado que surge da arcada bourdante [26, 27].

Normalmente latente, pode ser descoberta por acaso. No entanto, pode dar origem a certas complicações, nomeadamente nas crianças, especialmente se forem jovens: 30% das complicações antes de 1 ano de idade, 40% antes dos 10 anos.

Embora a distribuição dos divertículos de Meckel seja aproximadamente igual entre os sexos. Estas complicações têm um predomínio muito claro no sexo masculino, entre 70 e 90% para a maioria dos autores.

A obstrução intestinal é a forma mais grave e mais frequente do divertículo de Meckel e ocorre principalmente em bebés e crianças.

[1]O mecanismo mais comum é a intussusceção intestinal tiiguc (mais raramente, um vólvulo, uma flange ou uma dobra são a causa da obstrução). Isto ocorre normalmente em crianças mais velhas, com mais de 2 anos de idade [28, 29].

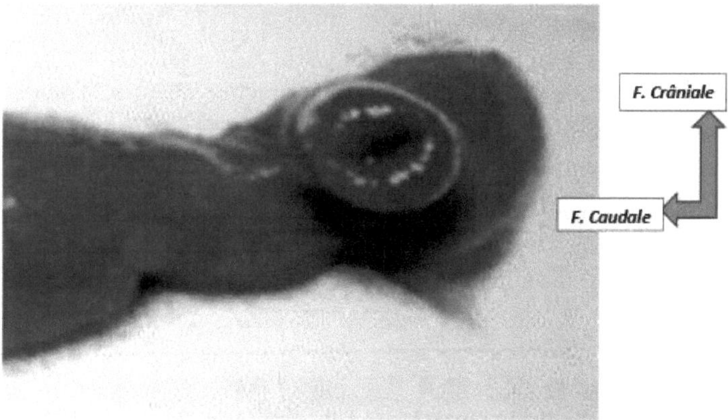

Figura 4: Divertículo de Meckel invaginado

- Sinal funcional:

a. Ataques de dor paroxística :

- A dor é, na maioria das vezes, o principal sintoma. É evocativa quando ocorre em episódios paroxísticos separados por intervalos livres.

- Pode acordar a criança durante a noite. Provoca uma paragem súbita da atividade, com a criança a gritar e a dobrar as pernas. Os ataques subsequentes sucedem-se com uma frequência variável.
- Em 15% dos casos, a dor é inespecífica, tornando o diagnóstico mais difícil [30, 31].

b. vómitos

- O vómito dos alimentos acompanha frequentemente o primeiro ataque, mas não é constante nos ataques subsequentes. Por outro lado, nos bebés, a recusa do biberão é quase constante e constitui, portanto, um bom sinal a favor deste diagnóstico.
- Os vómitos biliosos apontam geralmente para uma forma tardia (na fase de obstrução intestinal) ou para uma forma anatómica particular (intussusceção íleo-ileal superior ou jejuno-jejunal) [1].

c. Rectorrhagia :

- Numa fase inicial, são estrias vermelhas ou pretas com sangue que surgem da mucosa isquémica. Não têm qualquer valor prognóstico. No entanto, quando a hemorragia é observada fora do primeiro ataque, isso indica um sofrimento parietal extenso e deve levantar a suspeita de necrose intestinal [2].

3. Síndrome oclusiva :

- A cessação dos fluidos e dos gases é frequentemente observada nas formas observadas tardiamente. No entanto, é importante não esperar que esta tríade esteja completa para efetuar os exames paraclínicos que confirmarão o diagnóstico, uma vez que cada um dos sintomas pode muitas vezes aparecer isoladamente.
- O trânsito pode ser mantido durante os primeiros ataques. Trata-se de um esvaziamento reflexo do intestino a jusante. O trânsito cessa então completamente ou, em caso de oclusão incompleta, persiste sob a forma de fezes diarreicas enganadoras.

o Sinais gerais:

Febre, astenia, calor, desidratação, adinamia, até coma, por vezes um estado de choque.

o Sinais físicos:

1. Inspeção:

Uma inspeção rápida revela em que medida a intussusceção afectou o estado geral da criança: sinais de desidratação, astenia, hipotonia, calor, etc.

A inspeção do abdómen pode revelar meteorismo abdominal ou inchaço localizado em relação a uma obstrução da vesícula biliar.

2. Palpação abdominal:

A palpação abdominal deve ser efectuada cuidadosamente, com as mãos

quentes, fora das crises dolorosas. A fossa ilíaca direita parece ser classicamente desabitada e facilmente deprimida, localizando o sinal de
DANÇA. É por vezes no hipocôndrio direito que a palpação provoca a dor e revela o bojo da intussusceção sob a forma de uma massa firme, alongada, cilíndrica e móvel. Esta protuberância deve ser procurada ao longo de todo o comprimento da estrutura do cólon. Verificar se os orifícios herniais estão vazios; a palpação procurará a protuberância, muitas vezes em vão.
No entanto, o mau tempo também pode dificultar a palpação da bexiga.

3. Percussão:

Por vezes, é possível encontrar tímpanos.

4. Auscultação abdominal:

Sons hidro-aeróbios normais ou ausentes em caso de necrose.

5. Exame rectal:

Embora não seja sistemático, pode constituir um sinal adicional a favor do diagnóstico. Muito raramente, pode ser possível ver a cabeça do pudim quando este se introduziu na ampola rectal ou provocou a passagem de fezes com sangue.

o Sinais paraclínicos:

1. O abdómen não preparado:

Os sinais típicos de intussusceção são :

- uma imagem de tecido que lembra uma salsicha;
- uma imagem "alvo" que consiste num anel de densidade de gordura que rodeia uma opacidade de água que contém um centro de gordura;
- uma imagem em "crescente" da cabeça da bexiga silhuetada pelo ar do segmento digestivo a jusante.

Podem também estar envolvidas as seguintes pessoas:

- sinais de oclusão do enxerto ou, pelo contrário, um mau arejamento digestivo;
- a ausência de granito calcário, com as enseadas a serem desenhadas na direção da fossa ilíaca direita (FID).
- Neste caso, o abdómen não preparado, visto de frente e em posição vertical, mostra os níveis de água no corpo.

O PSA deve procurar um pneumoperitoneu excecional, o que contra-indicaria qualquer enema diagnóstico ou terapêutico.

Este exame só é útil para demonstrar certas complicações do divertículo de Meckel, como a oclusão [1].

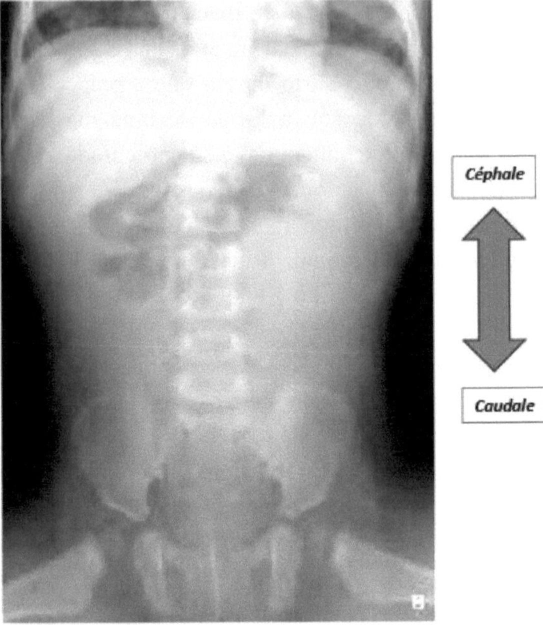

Figura 5: ASP, mostrando a oclusão do grácil

2. Ecografia abdominal :

É o principal teste de diagnóstico, com uma sensibilidade e um valor preditivo negativo próximos de 100%. É realizado numa criança calma, permitindo o exame de todo o abdómen e das estruturas digestivas. Todas as áreas do abdómen devem ser exploradas e a cabeça da bobina de intussusceção pode estender-se até ao reto [32, 33].

A protuberância da intussusceção ileocólica ou colocólica mede entre 3 e 5 cm de diâmetro e está localizada sob a parede abdominal. Trata-se, portanto, de uma massa "fácil" de detetar na ecografia. As intussuscepções greco-cólicas têm as mesmas caraterísticas que as intussuscepções ileocólicas.

A sua semiologia, mas o seu diâmetro é inferior a 3 cm. Tendem a localizar-se centralmente ou no flanco esquerdo, sendo por vezes mais difíceis de detetar.

As imagens caraterísticas são :

> Em corte transversal, observa-se a imagem "cocarde", constituída por uma coroa periférica bastante hiperecogénica composta por várias camadas digestivas e incluindo um crescente hiperecogénico excêntrico.

correspondente ao mesentere incarcere.

> Em corte longitudinal, a imagem denominada "sanduíche" ou "pseudo-reino" corresponde à sucessão de camadas da parede digestiva hipoecogénica

em relação à gordura mesentérica hiperecogénica mais central. A zona de penetração da alça invaginada na alça recetora pode ser perfeitamente visualizada. O pedículo vascular também é visível no Doppler a cores.

A ecografia também pode ser utilizada para diagnosticar formas secundárias, como o divertículo de Meckel, a duplicação digestiva ou o linfoma. Também pode ser utilizada para fazer um diagnóstico diferencial com outras causas de dor abdominal: adenite mesentérica, vólvulo, apendicite.

Permite igualmente a deteção de complicações:

> Oclusão (detectada antes do clique padrão).

> Derrame peritoneal.

> [1]Isquémia intestinal: nas formas muito estreitas de invaginação intestinal aguda, com lesões vasculares incipientes, nomeadamente nas formas ileo-ileal ou ileo-colónica. É frequente haver um derrame de líquido entre as camadas do segmento invaginado, o que dá uma imagem anecóica em forma de crescente. A ausência de vascularização no exame Doppler, nomeadamente na cabeça do sulco, é considerada por alguns autores como um sinal de isquémia e, por conseguinte, contra-indicativa de qualquer tentativa de redução.

> Perfuração: derrame intra-peritoneal mais ou menos ecogénico, gás extra-intestinal.

NB: O diagnóstico ecográfico do divertículo de Meckel é excecional. É descrito como uma estrutura digestiva cega com uma parede espessa e diferenciada, de morfologia arredondada variável "Digestive target image".

Por vezes, revela uma massa com um centro hiperecogénico e um anel periférico hipoecogénico, que pode corresponder a um divertículo de Meckel invertido.

o A ecografia também pode ser utilizada para sugerir a cirurgia em 10% dos casos, na presença de formas complicadas, formas secundárias e formas que mostram um crescente líquido no interior do sulco (Figura 6).

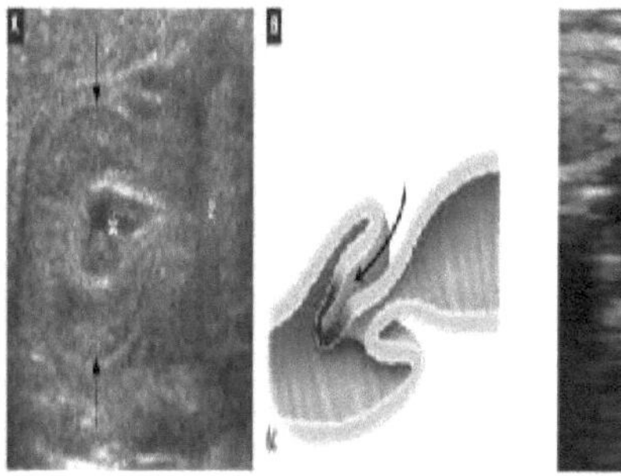

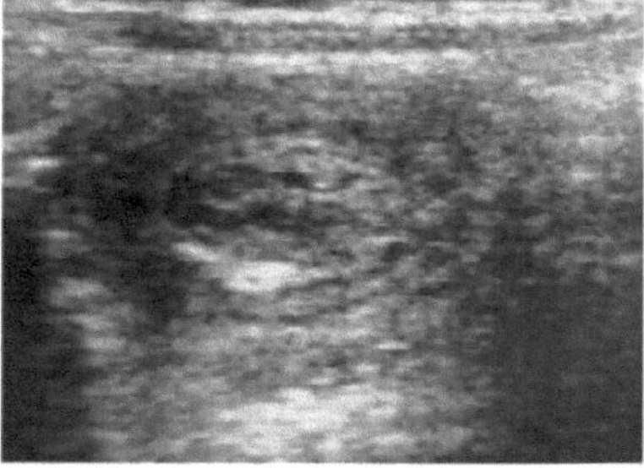

Figura 6:

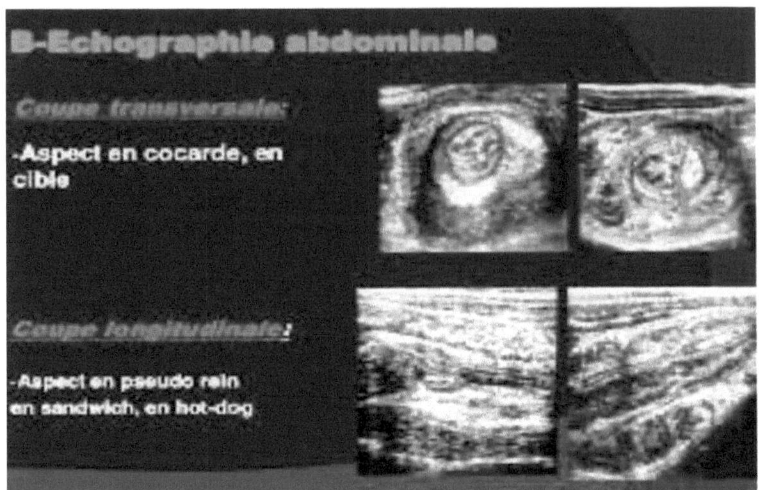

Figura 7: Secções transversais e longitudinais (aspeto de cockade e de sanduíche)

3- Enema hidrostático ou pneumático:

Na presença de um radiologista experiente, a utilização de enema de primeira linha para diagnosticar a intussusceção já não se justifica, uma vez que tem um efeito negativo em mais de 50% dos casos.

O aspeto caraterístico é que a coluna opaca ou aérea deixa de progredir ao nível da aba, dando-lhe um aspeto de garra de lagosta.

Num enema de bário ou num trânsito do grelo: topografia das lesões intraluminais (polipose).

Por isso, atualmente, a ecografia não tem qualquer utilidade no diagnóstico da intussusceção intestinal secundária.

IMAGE « en bec d'oiseau »

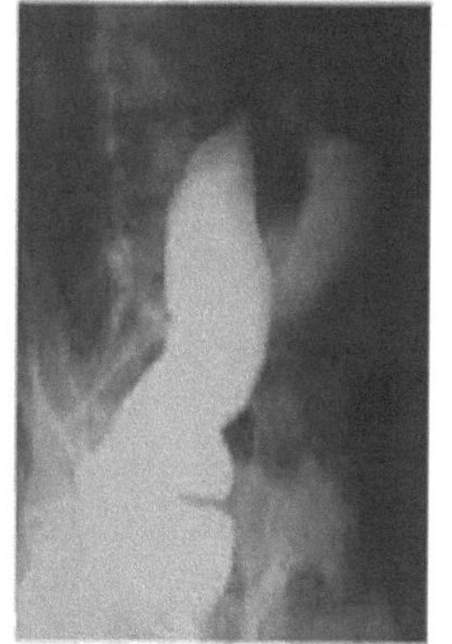

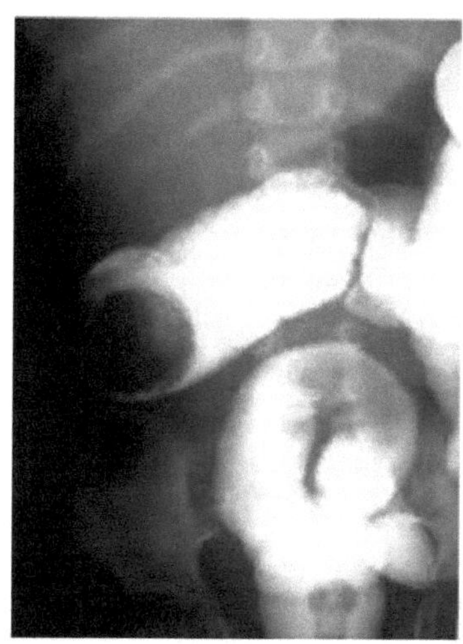

Figura 8: ***Batente do copo*** ***Figura 9:***

4. Ecografia abdominal:

Amplamente indicada em adultos, a sua utilização em crianças está limitada a casos de intussusceção secundária sem evidência de uma causa local na ecografia abdominal.

Permite fazer um diagnóstico positivo de invaginação e descrever a lesão causadora (localização, densidade espontânea e após injeção de meio de contraste, relação com as estruturas vizinhas).

TAC abdominal: invaginação ou massa de tecidos moles visível.

O local da invaginação, a causa local: a sua densidade e o seu aumento.

A presença de um derrame.

5. Biologia :

Permite avaliar o impacto da IIA secundária (hemograma, ionograma, exames pré-operatórios).

FORMAS CLÍNICAS:

1. Formas neonatais

A intussusceção do recém-nascido é rara e é geralmente induzida pela presença de uma malformação intestinal (duplicação cística do ceco). A presença de corrimento rectal ou a palpação de um sulco podem ajudar a orientar o diagnóstico, que é mais frequentemente feito no pré-operatório. Esta condição tem sido descrita em bebés prematuros, onde a apresentação clínica frequentemente imita a enterocolite ulcerosa [1].

2. Tumores do trato digestivo

a. Pólipos intestinais :

O lipoma é o segundo tumor benigno mais comum depois do adenoma.

Representa 10% dos tumores benignos do trato digestivo e 2 a 4% dos tumores benignos do cólon. O lipoma intestinal raramente é descoberto por invaginação. Encontra-se mais frequentemente no ceco ou no cólon ascendente, e muito mais raramente no cólon esquerdo. Em casos excepcionais, o lipoma é responsável pela intussusceção. Este risco surge a partir de um diâmetro de 3 cm [34, 35].

b. Linfomas digestivos:

Pode tratar-se de um linfoma digestivo, cuja incidência nos países ocidentais é de 0,2 por 100.000 crianças com menos de 16 anos por ano. O diagnóstico é efectuado por punção da massa ou citologia do líquido ascítico [36, 37, 38, 39, 40].

3. Malformações do trato digestivo :

a. Duplicações digestivas :

As duplicações da junção ileo-c®cal são raras e são as mais frequentemente incriminadas. Estas malformações resultam mais frequentemente numa intussusceção ileo-ileal que não é visível com um enema baritado e é difícil de diagnosticar por ecografia [41, 42].

b. Heterotopia dos tecidos :

Estas lesões conduzem normalmente à intussusceção ileo-ileal, que não é visível num enema baritado e é difícil de diagnosticar por ecografia.

Se houver evidência clínica desta situação, o doente deve ser encaminhado para cirurgia [43].

C. Intussusceção intestinal pós-operatória

É definida como uma intussusceção que ocorre após uma cirurgia abdominal que não seja uma cirurgia de intussusceção. Também ocorre durante a fase operatória. Os sinais clínicos podem incluir vómitos biliosos, aumento da quantidade de líquido digestivo recolhido pelo tubo gástrico, distensão abdominal, dor intermitente e hemorragia rectal [20, 21, 22].

D. Púrpura reumatoide

A AI é uma complicação clássica da púrpura reumatoide. É diagnosticada em 3-10% dos casos e, na maioria das vezes, durante o curso da púrpura reumatoide manifesta.

O diagnóstico é difícil porque a dor abdominal, os vómitos e a hemorragia rectal fazem parte do quadro de púrpura, que está ligado a uma vasculite difusa responsável pela vermelhidão e hemorragia da parede digestiva [44]. Em dois terços dos casos, o II é ileo-isolado e, portanto, inacessível à redução radiológica [45].

O tratamento é frequentemente cirúrgico e a indicação para cirurgia é difícil de estabelecer. Deve ser orientado pela evolução clínica, radiológica e ecográfica, pois determina o prognóstico na fase aguda [46, 47].

E. Fibrose cística

A fibrose quística está relacionada com o impacto do muco e ocorre em menos de 1% dos casos. Ocorre numa idade mais precoce, entre os 9 e os 12 anos [48]. Juntamente com o íleo, causado pela impactação de material muito aderente no ceco em crianças grandes, é uma das causas de dor abdominal e oclusão [49, 50].

Esta é uma excelente indicação para o exame ecográfico. O enema opaco deve ser feito com um produto hidrossolúvel hiperosmolar numa criança reidratada. O diagnóstico precoce aumenta as hipóteses de redução hidrostática da intussusceção e permite a evacuação das fezes, evitando assim a cirurgia nestes doentes [1].

F. Quimioterapia

O metotrexato tem sido implicado porque as crianças podem desenvolver disperistalse e espessamento das paredes intestinais, o que favorece o aparecimento da AI, que é geralmente ileo-ilíaca. O diagnóstico é frequentemente atrasado devido ao carácter subagudo das manifestações clínicas. O exame ecográfico pode ser decisivo em caso de dúvida [24, 25].

G. Causas raras :

> **Doença celíaca :**

A associação de intussusceção intestinal aguda e doença celíaca tem sido descrita desde 1969 em adultos e adolescentes. Sua descrição em crianças é mais recente. O mecanismo dessas intussuscepções específicas da doença celíaca ainda não foi totalmente elucidado [51].

> **Etiologias parasitárias :**

A invaginação intestinal de origem parasitária é rara, embora tenham sido registados alguns casos em que a tricocefalia foi identificada sob a forma de óculos adultos [52, 53].

> **Outras causas incluem a tuberculose intestinal [54, 55] e Bezoard [56, 57].**

Formas anatómicas

A nomenclatura das invaginações intestinais usa primeiro o nome do segmento intestinal invaginado, depois o nome do segmento intestinal intermediário que pode ter estado envolvido e, finalmente, o nome do segmento invaginado [58].

1. Intussusceção ileo-ilíaca:

É a forma mais frequente de intussusceção intestinal secundária. É mais frequentemente secundária a lesões parietais (divertículo de Meckel, duplicação, pólipo, angioma, hematoma, etc.) ou a qualquer outro tumor, isolado ou ligado a uma doença geral (linfoma, púrpura reumatoide, etc.).

Nesta forma, a cabeça da bobina e o seu colar são formados pelo íleon.

À medida que progridem, podem atravessar a válvula de Bauhin, criando uma invaginação ileo-ileo-transvalvular, cujo componente ileo-ileal pode ser detectado durante a redução hidrostática [44].

2. Intussusceção do cólon:

Esta é a forma mais comum de AI idiopática. Começa no íleo terminal e depois espalha-se para o cólon, chegando por vezes até ao ânus. A invaginação é denominada ileocólica transvalvular quando a válvula de Bauhin e o apêndice permanecem no lugar [Figura 3], e ileocólica quando o apêndice é invaginado e a válvula de Bauhin está no ápice da bexiga [Figura 2].

3. Intussusceção cólo-cólica :

É inconstantemente secundário e raro em crianças (pólipo, duplicação).

4. Invaginação do apêndice :

É uma forma excecional.

7- DIAGNÓSTICO

1. Diagnóstico positivo :

O diagnóstico clínico da IIAS baseia-se na tríade clássica de sinais reveladores: ataques paroxísticos de dor, vómitos e hemorragia rectal. É confirmado por uma radiografia abdominal não preparada, uma ecografia abdominal ou uma TAC abdominal.

2. Diagnóstico diferencial :

- [1]Invaginação intestinal aguda primária (Idiopática),

-Peritonite: Contratura, febre, PSA e ultrassom ajudam a corrigir o diagnóstico.

- [1]Apendicite aguda: diagnóstico clínico e ultrassonográfico.
- Adenolinfite mesentérica: diagnóstico clínico e ultrassonográfico.
- Gastroenterite: diagnóstico clínico e ecográfico.

[1]Outras causas de obstrução intestinal aguda: vólvulo, pontes, tumores. A ecografia abdominal e o PSA confirmam o diagnóstico.

8- TRATAMENTO

1. Tratamento preventivo:

Minimizar a necessidade de cirurgia, efectuando uma boa anamnese e um bom exame clínico. Isto permitir-nos-á reduzir as invaginações pós-operatórias e mesmo a laparotomia branca.

2- Tratamento curativo :

O tratamento cirúrgico é indicado sempre que se suspeita de intussusceção intestinal secundária. A cirurgia é efectuada naturalmente para tratar a lesão orgânica no ponto de partida da intussusceção, mas também por receio de permitir o desenvolvimento de um tumor maligno.

2-1. Golo:

- Restabelecer o trânsito intestinal normal.

- Tratar a causa possível.
- Prevenção de complicações

2-2. Métodos e recursos :

2-2-1 Métodos e recursos médicos :

Isto envolve a reanimação pré, per e pós-operatória.

2-2-2 Métodos e meios cirúrgicos :

São também muito práticos para as crianças.

A. Protocolo de funcionamento:

A criança deve estar bem coberta, apenas com o abdómen exposto. É administrada uma anestesia geral, como é habitual na cirurgia abdominal pediátrica. A operação deve ser efectuada com muito cuidado. O objetivo é retirar o intestino invaginado. A ressecção deve ser reservada para o intestino irredutível ou complicado (perfuração, necrose) e para o tratamento da causa local (divertículo, tumor, pólipo).

1. Abordagem :

É escolhida em função da topografia do bojo, pelo que a palpação sob anestesia geral deve ser sistemática, pois permite a perceção do bojo invaginado.

Classicamente, a laparotomia é efectuada através de uma incisão transversal na fossa ilíaca direita, que pode ser alargada para a linha média, se necessário. A bexiga está frequentemente localizada na fossa ilíaca direita ou perto dela, enquanto a via supraumbilical mediana é frequentemente recomendada para outros casos.

2. Tratamento das lesões:

a. Redução manual da intussusceção:

A melhor forma de o fazer é numa bexiga exteriorizada do abdómen, aplicando uma pressão suave e constante na cabeça da bexiga, sem puxar o intestino a montante, pois este poderia romper-se. Antes da exteriorização da bexiga, deve ser preparado soro morno e os intestinos devem ser amplamente infiltrados com xilocaína (xilocaína a 1% não adrenalizada). Após a desinvaginação, são necessários alguns minutos para permitir a recuperação dos segmentos intestinais isquémicos. É essencial garantir que não haja mais intussusceção e que não fique nenhum sulco entre o ceco e o íleo.

O enxerto é sistematicamente controlado e a causa da intussusceção intestinal deve ser procurada e tratada. Por último, deve ser dada uma atenção especial à reintegração.

b. Ressecção intestinal:

Após a desinvaginação, se o sulco permanecer equimótico, geralmente é necessária uma nova infiltração do intestino; o segmento intestinal rapidamente retorna à sua cor normal e ondas peristálticas são vistas, indicando sua vitalidade. No entanto, no caso de lesões pré-perfurativas ou necrose estabelecida, é feita a ressecção numa área saudável seguida de anastomose imediata [59].

Se a redução for impossível, é necessária uma ressecção, que varia consoante o tipo de invaginação (ileo-ileal, ileo-cólica ou colo-cólica), frequentemente com uma sutura terminal. Mesmo que a redução manual do sulco seja possível, esta ressecção é efectuada normalmente para tratar a causa local (divertículo de Meckel).

3. As vantagens da calioscopia:

A Crelioscopia pode ser uma alternativa à cirurgia convencional e muitos autores relatam resultados encorajadores. É de notar que a redução da bexiga sem puxar o intestino a montante nem sempre é fácil e em metade dos casos resulta em conversão cirúrgica [60].

4. Tratamentos complementares :

a. Apendicectomia :

Em princípio, é efectuada. No entanto, a sua necessidade poderia ser questionada tendo em conta a morbilidade induzida apenas por este procedimento (síndroma do quinto dia, oclusão numa flange). No entanto, continua a ser um procedimento habitual, justificado, entre outras coisas, pelo incómodo e pela fonte de erro que uma cicatriz deste tipo pode causar num paciente cujo apêndice não foi removido, ou para limitar o risco associado à qualidade da sua recuperação. Nunca é demais sublinhar a necessidade de preencher corretamente o registo de saúde da criança [61].

b. Ostomias :

No caso de peritonite por perfuração da bexiga, a anastomose imediata término-terminal não pode ser efectuada devido ao risco de as suturas se soltarem, razão pela qual os estomas estão indicados [58].

c. cmcopexia :

Os vários métodos de fixar o c^cum ao peritoneu parietal ou de apoiar a última ansa do íleo no c^cum para evitar a recorrência não se revelaram eficazes. Quase todas as equipas cirúrgicas já os abandonaram [34].

d. Encerramento parietal :

Deve ser efectuada com cuidado para evitar a evisceração ou a eventração subsequente. A drenagem não é necessária, exceto em casos de derrame peritoneal secundário a peritonite.

e. Biópsia :

Se houver suspeita de linfoma digestivo e se a redução do sulco for possível, a cirurgia deve evitar qualquer tentativa de exérese do tumor e limitar-se a biópsias de diagnóstico [62].

8- Indicações:

- Clister de bário: raramente indicado em crianças. Em pediatria, e na maioria dos serviços baseados em equipas, a sequência terapêutica de um clister de diagnóstico seguido de um clister terapêutico é a norma.

Os doentes devem ser monitorizados quanto à recorrência. Isto pode ser feito através de um clister iterativo opaco e/ou ecografia. Nestas equipas, a cirurgia só é realizada quando o clister falha ou está contraindicado.

- Cirurgia: Está indicada nos casos em que o clister de bário está claramente contraindicado (síndroma peritoneal, mel^na explosivo) ou quando o clister é tecnicamente impossível.
- Redução: É indicada sempre que possível.
- Ressecção: As indicações para a ressecção são menos frequentes nas crianças do que nos adultos, onde é mais frequentemente necessária. Estas são :
- Esfacelo evidente antes de qualquer manobra num segmento invaginado (septicemia definitiva),
- Isquemia irreversível após desinvaginação;
- Falha de uma desinvaginação completa nos últimos centímetros.
- Reversão sem sucesso de um divertículo invaginado que ainda precisa de ser removido;
- Tumor benigno ou maligno isolado;
- Descoberta da síndrome de Peutz-Jeghers.

C- Controlo pós-operatório :

Isto implica o acompanhamento de qualquer operação de ressecção intestinal (pelo menos do apêndice). Deve ser prestada uma atenção particular em caso de síndroma oclusiva pré-operatória marcada ou em caso de reintegração de uma ansa cuja vitalidade era duvidosa. O recomeço da alimentação está condicionado ao recomeço claro do trânsito [1].

A profilaxia antibiótica eficaz contra bacilos Gram-negativos e anaeróbios deve ser iniciada assim que a incisão é efectuada e continuada no período pós-operatório até que o trânsito seja retomado. A isquémia intestinal e as manipulações intra-operatórias favorecem a translocação bacteriana, o que pode conduzir a um choque sético nos lactentes.

No pós-operatório, a recorrência após a cirurgia de redução ocorre em 1 a 4% dos casos. Por isso, é essencial alertar os pais para este risco de recorrência [63, 64].

D- Evolução e prognóstico

A evolução e o prognóstico da doença dependem, em parte, da etiologia da intussusceção e, em parte, das suas complicações (necrose e perfuração intestinal, choque sético). Estas complicações são tanto mais importantes quanto

maior for o atraso no diagnóstico.
A mortalidade global por IIAS em crianças africanas é de cerca de 13%. Este facto deve-se, na maioria das vezes, a um diagnóstico tardio ou não realizado, mas pode também dever-se à patologia responsável pela intussusceção aguda secundária [65].

4 METODOLOGIA

111- METODOLOGIA:

3-1- Enquadramento do estudo:

O estudo foi efectuado no serviço de cirurgia pediátrica do Hospital Universitário Gabriel Toure em Bamako (Mali).

3-1-1- Localização geográfica:

O CHU Gabriel Toure está situado no centro administrativo da cidade de Bamako (Commune III). Faz fronteira a LESTE com o bairro popular de Medinacoura, a OESTE com a Ecole Nationale d'Ingenieurs (E.N.I), a NORTE com o quartel-general do Estado-Maior do Exército e a SUL com a estação ferroviária do Mali. Antigo dispensário, o CHU Gabriel Toure foi criado como hospital em 17 de fevereiro de 1959, com o nome de Gabriel Toure, em memória de um estudante de medicina sudanês que morreu de peste contraída à cabeceira do seu doente. O hospital tornou-se um hospital universitário aquando da abertura da Universidade de Bamako em 1996.

O terreno do hospital inclui o serviço de urgência cirúrgica (SUC) no canto sudoeste e o serviço de cirurgia pediátrica a oeste do pavilhão Benitieni Fofana.

Descrição do serviço de cirurgia pediátrica

3-1-2- Instalações:

- O departamento de cirurgia pediátrica é composto por:

S Oito (8) gabinetes: um (1) para o chefe de serviço, quatro (4) para seis (6) cirurgiões, um (1) para o major, um (1) para os internos e um (1) para os enfermeiros e um secretariado.

S Sete (7) enfermarias hospitalares (31 camas) incluindo:

- Dois (2) quartos de primeira classe,
- Dois (2) quartos de segunda categoria,
- Três (3) quartos de terceira categoria, incluindo um reservado a bruxos.

S O serviço está disponível:

- Sete (7) lavatórios nos diferentes gabinetes;
- Dois (2) contentores para objectos cortantes: Um (1) na sala de pensos e outro (móvel) debaixo do carrinho dos enfermeiros.

O bloco operatório situa-se no primeiro andar, no canto LESTE do pavilhão:

- Quatro (4) salas de operações, uma das quais reservada ao programa de cirurgia pediátrica,
- Um (1) vestiário,
- Uma (1) caixa de transporte para os doentes a serem operados e
- Uma (1) sala de cuidados pós-intervenção.
- Três (3) lavatórios com duas torneiras cada para a lavagem cirúrgica das

mãos

O serviço de urgência: compreende quatro sectores:

- Primeiro sector: receção e triagem;
- Segundo sector: duas unidades de hospitalização de curta duração e oito cubículos;
- Terceiro sector: um bloco operatório que partilha as diferentes especialidades cirúrgicas, exceto gineco-obstetrícia, uma sala de esterilização e uma sala de descontaminação;
- Quarto sector: uma sala de trituração para acondicionamento antes do bloco operatório ou antes do internamento na unidade de cuidados intensivos, e uma sala de permanência.

3-1-3- Pessoal:

- Há seis (6) cirurgiões pediátricos, incluindo dois professores e um professor assistente.
- Um (1) cirurgião estético e reconstrutivo.
- Dois (2) assistentes médicos, um dos quais é o major e o outro o assistente do bloco operatório.
- Três (3) enfermeiros licenciados.
- Três (3) auxiliares de ação.
- Dois (2) técnicos de superfície.

Pessoal não permanente:

Alunos de doutoramento a estagiar na Faculdade de Medicina e de Medicina Dentária (FMOS). O serviço acolhe igualmente estudantes de pós-graduação, médicos estagiários, estudantes externos da Faculdade de Medicina e de Medicina Dentária (FMOS), estudantes do Instituto Nacional de Formação em Ciências da Saúde (INFSS) e estudantes da Cruz Vermelha.

3-2- Actividades:

3-2-1- O serviço de cirurgia pediátrica:

As consultas externas realizam-se todos os dias, de segunda a sexta-feira. As visitas são efectuadas todas as manhãs e as admissões em regime de internamento são feitas todos os dias. As reuniões do pessoal do serviço realizam-se às 7h30, todos os dias, de segunda a quinta-feira. O pessoal geral, que reúne todas as especialidades cirúrgicas, reúne-se todas as sextas-feiras; os doentes a operar são programados todas as quintas-feiras. As diferentes operações têm lugar todas as segundas e quartas-feiras para os pacientes programados. Os "Thesards" estão divididos entre as diferentes enfermarias do hospital, o bloco operatório e o serviço de consultas externas.

3-2-2- Serviço de urgência:

É o ponto de passagem para todas as urgências cirúrgicas do Hospital Universitário Gabriel Toure, com exceção das urgências gineco-obstétricas.

3-3- Doentes:

Foram recrutados nos serviços de urgência cirúrgica do Hospital Universitário Gabriel Toure.

3-3-1- Tipo e período de estudos:

[er]Trata-se de um estudo retrospetivo de 6 anos, de 1 de janeiro de 2012 a 31 de dezembro de 2017.

3-3-2- População estudada:

Todas as crianças com idades compreendidas entre os 0 e os 15 anos admitidas no serviço de cirurgia pediátrica ou no serviço de urgência.

3-3-3- Critérios de inclusão:

[1]Crianças com intussusceção intestinal secundária aguda tratadas no nosso departamento.

3-3-4 Critérios de não-inclusão:

- [1]As crianças com intussusceção aguda são tratadas noutros serviços.
- Intussusceção intestinal aguda idiopática.
- Crianças cujos registos médicos estavam incompletos.

3-4- Método:

Todos os pacientes recrutados foram beneficiados:

- Um formulário de consentimento informado para os pais,
- Uma pesquisa de dados administrativos (apelido, nome próprio, idade, endereço).
- Um exame físico para procurar sinais significativos (dor abdominal induzida, sensibilidade localizada, hemorragia rectal, palpação da bexiga).
- Exames complementares, nomeadamente imagiológicos (ecografia abdomino-pélvica, PSA, TAC)

Biologia (grupo Rhesus, nível de hemoglobina, etc.)

hematócrito, PT, APTT)

Anatomopatologia (para análise de peças cirúrgicas).

3-5- Apoio:

Consultámos:

- Le registre=
  - D'hospitalisation
  - Compte rendu opératoire
  - Garde des internes

O registo=

- Hospitalização

➢ Relatório cirúrgico

➢ Custódia dos estagiários

- O formulário do inquérito: contém variáveis distribuídas entre os dados dos administradores: idade, sexo, etnia, morada, etc.

S Parâmetros clínicos e paraclínicos: sinais funcionais, sinais físicos, exames complementares;
S Sequências de funcionamento e
S Parâmetros per-operatórios.

3-6 Introdução e análise de dados :

O texto e as tabelas foram introduzidos no Microsoft Word.

Os dados foram analisados com recurso aos programas SPSS versão 22 e epi-info versão 7. 2. 1 A análise descritiva consistiu no cálculo das frequências absolutas e relativas para as variáveis qualitativas, e dos parâmetros de posicionamento e dispersão para as variáveis quantitativas, utilizando o intervalo de confiança de 95%.

3-7 Definições operacionais :

- Tempo de consulta: corresponde ao tempo decorrido entre o início dos sinais e a data de admissão nas enfermarias onde foi efectuado o nosso estudo.
- Tempo de operação: tempo decorrido entre a data de admissão e a data da cirurgia.
- Crianças: os pacientes com idades compreendidas entre os 0 e os 15 anos estão incluídos nesta categoria.
- Recém-nascido: paciente de 0 a 28 dias
- Lactente: paciente com idade entre 29 dias e 30 meses.
- Crianças pequenas : Pacientes com idades compreendidas entre os 31 meses e os 78 meses
- Criança mais velha: Doente com idade compreendida entre 79 meses e 180 meses.

5 RESULTADOS

RESULTADOS:

I. DADOS EPIDEMIOLÓGICOS E SÓCIO-DEMOGRÁFICOS:

1. Frequência :

Durante o período do estudo, foram tratados 15572 pacientes, incluindo 225 casos de

IIA e 35 casos de origem secundária, ou seja, :

> 0,22% das consultas
> 0,82% das actividades cirúrgicas (4267)
> 0,58% dos internamentos hospitalares (6001).
> 15,55% das invaginações intestinais.

2. Género:

Quadro I: Repartição dos doentes por sexo

Género	Força de trabalho	Percentagem
Masculino	**27**	**77,1**
Feminino	08	22,9
Total	**35**	**100**

O rácioex era de 3,4.

3. Idade:

Quadro II: Distribuição etária dos doentes

Idade	Força de trabalho	Percentagem
Novo-ne	01	02,9
Bebé	12	34,3
Criança pequena	**16**	**45,7**
Miúdo grande	06	17,1
Total	**35**	**100**

O grupo etário mais afetado foi o dos 2,6 anos - 6,5 anos, com 16 casos, ou seja, 45,7%.

A idade média foi de 4,4±40,11 anos, com extremos de 3 dias e 14 anos.

4. Proveniência:

Quadro III: Repartição dos doentes por origem

Origem	Mão de obra	Percentagem
Bamako	**34**	**97,1**
Mopti	01	02,9
Total	**35**	**100**

Um doente chegou-nos de Mopti, o que representa 02,9% dos casos.

5. Etnia:

Quadro IV: Distribuição dos doentes por grupo étnico

Grupo étnico	número	Percentagem
Bambara	**1337 ,1**	
Peulh	0514 ,3	
Soninke	0514 ,3	
Malinke	0308,6	
Bobo	0205,7	
Senoufo	0205,7	
Outros	0514 ,3	
Total	**35100**	

O grupo étnico Bambara foi o mais representado em 37,1% dos casos.

6. Referência:

Quadro V: Repartição dos doentes por referência

Referência	Número	Percentagem
Vindo por vontade própria	1028 ,6	
Médico	**2571 ,4**	
Total	**35100**	

Mais de 28% dos doentes não foram encaminhados.

7. Motivo da consulta:

Quadro VI: Repartição dos doentes por motivo de consulta

Motivo da consulta Número (n= 35) Percentagem

Dor abdominal2468 .6

Vómitos2468 .6

Rectorrhagia2057 .1

Desativação de materiais e gases0617 .1

Gritos de lamento1748 ,6

No nosso estudo, a dor abdominal e os vómitos foram os motivos de consulta mais frequentes, representando 68,6% dos casos.

8. Tempo evolutivo:

Quadro VII: Repartição dos doentes por hora de admissão

Tempo até à admissão	Número	Percentagem
1-3 dias	**29**	**82,9**
4 - 6 dias	09	17,1
Total	**35**	**100**

O tempo médio de admissão foi de 2,7 ± 1,29 dias, com extremos de 1 dia e 6 dias.

9. **Sinais gerais:**

Tabela VIII: Distribuição dos pacientes de acordo com os sinais gerais

Sinais gerais	Número de pacientes (n = 35)	Percentagem
Calor conjuntivopalmoplantar18		**51,4**
Fievre08		22,9
Desidratos04		11,4
Ictere01		02,9
Indeterminados04		11,4

A palidez conjuntivopalmoplantar foi encontrada em 18 doentes (51,4% dos casos).

10. Sinais funcionais :

Tabela IX: Distribuição dos pacientes de acordo com os sinais funcionais

Sinais funcionais	Número (n = 35)	Percentagem
Dor abdominal24		**68,6**
Recusa de alimentação07		20
Choro e gritos17		48,6
Vómitos24		**68,6**
Rectorrhagia20		57,1
Materiais de paragem e gases06		17,1
Agitação04		11,4

No nosso estudo, a dor abdominal e os vómitos foram os sintomas mais comuns em 68,6% dos casos.

11. Sinais físicos:

Quadro X: Distribuição dos doentes segundo os sinais físicos

Sinais físicos	Número (n = 35)	Percentagem
Redução do ruído da água	2468 ,6	
Supressão do ruído hidro-aéreo	1131 ,4	
Defesa abdominal	1337 ,1	
Palpação da bexiga	**2160**	
Abdómen distendido	1028 ,6	
Abdómen não distendido	2571 ,4	
Férias da FID	0205,7	

A bexiga invaginada era palpável em 60% dos casos.

12. Outros testes:

12.1- Ecografia abdominal:

Quadro XI: Distribuição dos doentes de acordo com os resultados da ecografia abdominal

Ecografia abdominal	Força de trabalho	Percentagem

Imagem no cockade	06	17,1
Imagem da sanduíche	03	08,6
Imagem indefinida	20	57,2
Ultrassom não realizado	06	17,1
Total	**35**	**100**

A ecografia abdominal não foi realizada em 17,1% dos casos.

12.2- Radiografia abdominal não preparada (ASP):

Quadro XII: Distribuição dos doentes de acordo com o resultado do PSA

ASP	Força de trabalho	Percentagem
Imagem em grisaille	03	08,6
Opacidade da imagem no molde de ar	02	05,7
Imagem na pobreza arejamento digestivo	01	02,8
ASP não implementado	**29**	**82,9**
Total	**35**	**100**

Em 82,9% dos casos, não solicitámos a ASP.

12.3- Agrupamento - Rhesus:

Tabela XIII: Distribuição dos doentes de acordo com o resultado do agrupamento Rhesus

Agrupamento-Rhesus	Pessoal	Percentagem
A +16		**45,7**
AB +01		2,9
B -01		2,9
B +09		25,7
O +08		22,8
Total35		**100**

A maioria dos nossos doentes pertencia ao grupo **"A"** e rhesus "+", com uma percentagem de 45,7% dos casos.

13. Diagnóstico:

13. 1- Diagnóstico pré-operatório:

Tabela XIV: Distribuição dos pacientes por diagnóstico pré-operatório

Diagnóstico pré-operatório	Número de pacientes	Percentagem
Oclusão na flange02		05,7
Invaginação intestinal	**aguda30**	**85,6**

Atresia do grelo01	02,9
Obstrução intestinal aguda01	02,9
Peritonite apendicular01	02,9
Total35	**100**

O diagnóstico de intussusceção intestinal aguda foi feito em 85,6% dos casos.

13.1- Diagnóstico intra-operatório:

Quadro XV: Repartição dos doentes por diagnóstico per-operatório

Diagnóstico intra-operatório Número de pacientes	Percentagem
I. Ileo-ileale10	**28,5**
I. Colo-colic08	22,9
I. Ileo-colique03	8,5
I. Caeco-colique01	2,9
I. Ileo-caeco-colique08	22,9
I. Ileo-caecale05	14,3
Total35	**100**

No nosso estudo, a forma "Ileo-ileal" foi a mais prevalente em 28,5% dos casos.

NB: I = Invaginação

14. Abordagem:

Quadro XVI: Repartição dos doentes por via de acesso

Abordagem	Força de trabalho	Percentagem
Mediana acima e abaixo do umbigo	05	14,3
Transversal para-umbilical	**30**	**85,7**
Total	**35**	**100**

A via transversal para-umbilical foi utilizada em 85,7% dos casos.

15. Técnica de funcionamento:

Tabela XVII: Distribuição dos pacientes de acordo com a técnica cirúrgica

Técnica de funcionamento	Mão de obra	Percentagem
Desinvaginação manual1028	.6	
Anastomose de ressecção2365	**,7**	
Stomy0205	,7	
Total35100		

A ressecção anastomótica foi a técnica operatória utilizada em 65,7% dos casos.

16. Etiologia:

Quadro XVIII: Repartição dos doentes por etiologia

Etiologia	Força de trabalho	Percentagem
Divertículo de Meckel	**10**	**28,5**
Pólipos intestinais	**10**	**28,5**
Linfoma maligno	01	2,9
Intolerância ao glúten	08	22,9
Fibrose cística	01	2,9
Pós-operatório IIA	02	5,7
Quimioterapia	01	2,9
Queimadura térmica	02	5,7
Total	**35**	**100**

O divertículo de Meckel e os pólipos intestinais foram as principais causas de intussusceção intestinal aguda secundária em 28,5% dos nossos doentes.

17. Duração do internamento hospitalar:

Quadro XIX: Repartição dos doentes por duração do internamento hospitalar (em dias)

Duração do internamento	Número de doentes	Percentagem
04 a 07	**20**	**57,1**
08 a 14	10	28,6
15 a 20	01	02,9
> 21	04	11,4
Total	**35**	**100**

O tempo médio de internamento dos nossos doentes foi de 9,24±5,36 dias, com extremos de 4 dias e 25 dias.

18. Acções de acompanhamento :

18.1- Acompanhamento cirúrgico imediato

Tabela XX: Distribuição dos pacientes de acordo com os efeitos pós-operatórios imediatos

Operações de acompanhamento imediato	Mão de obra	Percentagem
Supuração	**04**	**11,4**
Eventração	02	05,7
Evisceração	01	02,9
Oclusão	01	02,9
Suites simples	27	77,1
Total	**35**	**100**

A supuração parietal foi a principal complicação no local da cirurgia em 11,4% dos nossos doentes.

18.2- Acompanhamento cirúrgico tardio :

Tabela XXI: Distribuição dos pacientes de acordo com os efeitos pós-operatórios tardios

Acompanhamento cirúrgico tardio	**Força de trabalho**	**Percentagem**
Decides	03	08,6
Viver	**32**	**91,4**
Total	**35**	**100**

A evolução pós-operatória foi simples em 91,4% dos casos.

6 COMENTÁRIOS E DEBATE

COMENTÁRIOS E DEBATE

1-Metodologia :

[er]Trata-se de um estudo retrospetivo da intussusceção intestinal aguda secundária em crianças, de 1 de janeiro de 2012 a 31 de dezembro de 2017, ou seja, um período de 6 anos no serviço de cirurgia pediátrica do CHU Gabriel Toure.

Deparámo-nos com uma série de dificuldades, nomeadamente

- Falta de informação suficiente em certos ficheiros
- Conservação dos ficheiros
- A indisponibilidade de certos exames de urgência (ecografia, TAC, hemograma, ionograma, PT e aPTT)
- As frequentes rupturas de stock de kits e o baixo poder de compra de alguns doentes.

2-Epidemiologia :

2-1 Frequência:

Durante um período de 6 anos, o nosso estudo envolveu 225 doentes, 35 dos quais apresentavam intussusceção intestinal secundária em crianças, representando uma frequência de 15,55% de todas as intussuscepções intestinais operadas no departamento de cirurgia pediátrica do Hospital Universitário Gabriel Toure. Esta frequência está dentro da faixa de 2,5% a 18% relatada na literatura [4].

2-2. Repartição por género:

Quadro XXII: Repartição por rácio entre sexos e autores

Autores	Duração estudo	Número de casos	Masculino	Feminino	Rácio
NOUIRA [27], Túnis 2010	15 anos de idade	25 casos	18	07	02,57
BENGARAI [28], Rabat 2013	43 meses	21 casos	14	07	02,00
MHANNA [9], Fes 2015	48 meses	13 casos	10	03	3,33
ENEHWI [8], Marraquexe 2016	05 anos de idade	13 casos	08	05	1,60
O nosso estudo de 2017	06 anos de idade	35 casos	27	08	3,4

A intussusceção intestinal aguda é mais frequentemente descrita em gargantas.

Esta predominância masculina pode ser explicada pelo maior tecido linfoide na gárgula do que na rapariga.

Registámos uma razão de sexo de 3,4. Esta taxa é comparável à de outros autores NOUIRA, BENGARAI, MHANNA e ENEHWI [27], [28], [9] e [8].

4- Distribuição etária:

No nosso estudo, registámos apenas um caso de IIA secundária neonatal.

Tabela XXIII: Distribuição dos doentes segundo a idade e os autores

Autores	Idade média	Doentes com mais de dois anos
WAJEEH UDDIN [47], Karachi 2010	2,15 anos	Menos de 50
W. BENGARAI [28], Rabat 2013	6,5 anos	72 %
MHANNA [9], Fes 2015	4 anos	69 %
ENEHWI [8], Marraquexe 2016	2,10 anos	69 %
O nosso estudo de 2017	4,4 anos	62,8 %

A idade média dos nossos pacientes era de 4,4 anos. Esta é a idade da criança. WAJEE UDDIN [47] e ENEHWI [9] registaram, em vez disso, bebés. Esta diferença pode ser explicada pela ocorrência de intussusceção intestinal aguda secundária em crianças com mais de 2 anos de idade e, excecionalmente, em bebés com menos de 2 meses de idade.

II. ESTUDO CLÍNICO:

Quadro XXV: Tríade sintomática no secundário II

Autores	Tríade sintomática	P
WAJEEH UDDIN [47], Karachi 2010	15/19 (78,9 %)	0,2195
W. BENGARAI [28], Rabat 2013	7/21(33,3 %)	0,1821
MHANNA [9], Fes 2015	3/13(23 %)	0,2549
ENEHWI [8], Marraquexe 2016	1/13(07 %)	0,3826
O nosso estudo de 2017	22/35(62,8 %)	-

No nosso estudo, a tríade sintomática clássica de II (ataques paroxísticos dolorosos, vómitos e corrimento rectal) foi observada em 62,8% dos casos. Esta taxa é comparável à de outros estudos [28, 47, 9, 8], (p = 0,1384).

Na intussusceção intestinal aguda secundária, o quadro clássico nem sempre é encontrado.

Quadro XXVI: Sinais de exame físico durante o ensino secundário II

Autores	AEG	Massa abdominal	Rectorrhagia	Paragem de materiais e gases	Distensão abdominal
BENGARIA [28], Rabat 2013	52,4 % P = 0,1722	43 % P = 0,1737	23,8 % P = 0,2007	Não dados	Não dados
MHANNA [9], Fes 2015	23 % P = 0,2549	7,5 % P = 0,3825	15 % P = 0,2936	Não dados	Não dados
ENEHWI [8], Marraquexe 2016	35,8 % P = 0,2175	25,3 % P = 0,2505	54,54 % P = 0,2174	18,7 % P = 0,2797	28,7 % P = 0,2295
O nosso estudo 2017	22,8 %	60 %	57,1 %	17,1 %	28,6 %

Na intussusceção intestinal aguda secundária, os vómitos e a recusa em amamentar conduzem muito rapidamente a uma alteração do estado geral do doente (AEG), que observámos em 22,8% dos casos. Esta taxa é comparável à de outros autores: BENGARAI [28], MHANNA [9] e ENEHWI [8].

A palpação da bexiga de intussusceção nem sempre é evidente ao exame físico, devido à distensão abdominal, e só a realizámos em 60% dos nossos doentes. Esta taxa é também comparável à de outros autores: BENGARAI [28], MHANNA [9] e ENEHWI [8].

A iterícia só é evidente quando o desconforto intestinal se instala, e registámo-la em 57,1% dos casos. Este facto pode ser explicado pelo atraso no diagnóstico. Esta taxa é comparável à de outros autores: BENGARAI [28], MHANNA [9] e ENEHWI [8].

Observámos 17,1% de cessação de fluidos e gases e 28,6% de distensão abdominal. Esta taxa é comparável à de ENEHWI [8], exceto que BENGARAI [28] e MHANNA [9] não realizaram estudos sobre este assunto.

Os sintomas clínicos são variados e muitas vezes equívocos: sintomas oclusivos agudos, sintomas sub-oclusivos com um início progressivo que dura de alguns dias a algumas semanas; síndromes abdominais inespecíficos (cessação do trânsito, dor abdominal difusa, vómitos, hemorragia digestiva), por vezes evoluindo ao longo de vários meses, com ou sem alterações do estado geral [37,38].

II. EXAMES COMPLEMENTARES

1. Radiografia não preparada do abdómen:

A primeira intussusceção diagnosticada radiologicamente foi descrita por Lehmann em 1914 e, desde então, as radiografias abdominais não preparadas têm sido amplamente utilizadas para ajudar a diagnosticar a II, especialmente em crianças [1].

Quadro XXVII: Repartição por resultado do AEP

Autores	NHA	Vacuite do IDF	Infecções raras do trato digestivo	Opacidade do pudim	P
MHANNA [9], Fes 2015	38,4 %	23 %	15,38 %	07,5 %	0,2227
ENEHWI [8], Marraquexe 2016	33,8 %	05,95 %	Sem dados	10,44 %	0,2278
O nosso estudo	17,1 %	08,6 %	02,8 %	05,7 %	-

Apesar da sua utilidade, a radiografia padrão carece de sensibilidade e são encontrados muitos falsos negativos, mesmo na ausência de sinais radiográficos de intussusceção.

No nosso estudo, foi efectuada uma radiografia abdominal não preparada (RXUP) em 06 dos nossos doentes. Ela contribuiu para o diagnóstico ao revelar níveis hidroaéreos caracterizando o local da oclusão em 17,1% dos casos. Esta taxa é comparável à de outros autores, MHANNA [9] e ENEHWI [8].

2. Ecografia abdominal :

Bowerman foi o primeiro a descrever o aspeto ultrassonográfico das invaginações na década de 1980. É um exame rápido, não invasivo, de fácil execução e reprodutível, e representa a chave para o diagnóstico, sendo que alguns autores lhe atribuem atualmente uma sensibilidade próxima dos 100% [32, 33]. As únicas limitações da investigação ecográfica são as interposições gasosas que podem ser encontradas nas grandes síndromes oclusivas de IIA avançada ou ileo-ileal.

Quadro XXVIII: Contribuição dos ultra-sons na IIA secundária

Autores	Número de ecografias	Número de de IIA confirmesa ultrassom	Percentagem	P
MHANNA[9], Fes 2015	12	10	92,3 %	0,2549
ENEHWI [8], Marraquexe 2016	10	07	76,9 %	0,2176

O nosso estudo de 2017	29	09	82,9 %	-

No nosso estudo, a ecografia abdominal foi realizada em 29 doentes, ou seja, 82,9% dos casos, e confirmou o diagnóstico de II em 09 doentes, ou seja, 25,71% dos casos. Esta taxa não difere da de outros autores MHANNA [9] e ENEHWI [8].

IV. TIPO DE INVAGINAÇÃO Tipo de intussusceção

Quadro XXIX: Tipo de intussusceção segundo os autores

Autores	Ileo-ileale	Cólon	Cólicas ileo-cecais	Ileo-caecale	Ileocólico Transvalvular
MHANNA [9], Fes 2015	8/13(61,53 %) P =0,2205	1/13(07,7 %) P =0,3826	1/13(07,7 %) P =0,3826	-	3/13(23,07 %) P =0,2545
O nosso estudo 2017	10/35(28,5 %)	8/35(22,9 %)	8/35(22,9 %)	5/35(14 ,3 %)	3/35(08,5 %)

Nas invaginações intestinais secundárias, as formas mais frequentemente encontradas são : Ileo-ileal e cólo-cólica.

Na nossa série, a forma mais predominante foi a "Ileo-ileale", que foi também a mais bem classificada em todas as séries.

V. Etiologias

Quadro XXX: Factores etiológicos segundo os autores

Autores	Divertículo de Meckel	Pólipos digestivos	Linfoma maligno	doença de cwliaquc	Pós-operatório	Fibrose cística
MHANNA [9], Fes 2015	5/13(38 %) P :0,2224	-	2/13(15 %) P :0,2937	1/13(07 %) P :0,3826	-	
ENEHWI [8], Marraquexe 2016	5/13(38 %) P :0,2224	1/13(08 %) P :0,3826	4/13(31 %) P :0,2340	-		
O nosso estudo 2017	10/35(28,5 %)	10/35(28, 5%)	1/35(02,9%)	8/35(22,9%)	2/35(05,7 %)	1/35(02,9%)

O divertículo de Meckel foi a principal causa em todas as séries [9] e [8].

Este facto pode ser explicado pela amostragem, uma vez que estatisticamente não difere do encontrado por outros autores MHANNA [9] e ENEHWI [8].

Registámos ainda outros casos: um (1) caso de quimioterapia e dois (2) casos durante o internamento por queimaduras térmicas por água quente e chama.

NB: Nos nossos casos, as ressecções foram enviadas para exame anatomopatológico, testes de suor e biópsias, que confirmaram as causas suspeitadas peroperatoriamente ou previamente.

VI. Tratamento

Tabela XXXI: Tratamento segundo os autores

Autores	Desinvaginação manual	Ressecção anastomose	Estoma
W. BENGARAI [28], Rabat 2013	5/21(23,8 %) P :0,2007	16/21(76,2 %) P :0,2007	00 %
MHANNA [9], Fes 2015	00 %	13/13(100 %) P :1	00 %
ENEHWI [8], Marraquexe 2016	8/13(59,5 %) P :0,2205	5/13(37,71 %) P :0,2224	1/13(07,6 %) P :0,3826
O nosso estudo de 2017	10/35(28,6 %)	23/35(65,7 %)	2/35(05,7 %)

No nosso estudo, a ressecção anastomótica foi efectuada em 23 dos nossos doentes, ou seja, 65,7% dos casos, uma taxa comparável à de outros autores BENGARAI, MHANNA e ENEHWI [28, 9, 8].

Este resultado pode ser explicado por :

- A etiologia da IIAS em particular.

VII. EVOLUÇÃO:

A morbilidade desta doença está ligada às complicações da intussusceção (necrose, perfuração e choque sético). Estas complicações são tanto mais importantes quanto maior for o atraso no diagnóstico, mas dependem também da etiologia da intussusceção. A morbilidade está igualmente ligada às complicações cirúrgicas (complicações da anestesia, abcessos da parede, risco de oclusão de uma flange).

No nosso estudo, identificámos quatro (4) casos de supuração parietal, dois (2) casos de eventração pós-operatória, um (1) caso de evisceração pós-operatória e um (1) caso de oclusão da flange que foram tratados precocemente com resultados satisfatórios.

A mortalidade global por IIAS em crianças em África é de cerca de 13% [65].

No nosso estudo, registámos três (3) mortes entre os nossos doentes, uma devido a fibrose quística e as outras duas devido a queimaduras térmicas causadas por água quente (estimada em 39%) e chama (estimada em 52%), ou seja, uma taxa de mortalidade de 8,6%, enquanto a de MHANNA T [9] foi favorável em 100% dos casos, ou seja, uma taxa de mortalidade de 0%, e a de ENEHWI. O AMED

[8] também foi desfavorável em 15,4% dos casos, ou seja, 2 mortes, incluindo um caso de choque sético e o outro caso de choque sético por linfoma.

7 CONCLUSÃO E RECOMENDAÇÕES

CONCLUSÃO :

[1]A intussusceção intestinal aguda é uma emergência abdominal relativamente frequente no nosso contexto. É difícil de diagnosticar na ausência de investigações adicionais específicas. O diagnóstico é maioritariamente per-operatório. Os tumores digestivos foram a etiologia mais frequente no nosso estudo. O tratamento precoce do doente melhorará o seu prognóstico vital. O tratamento é cirúrgico e, acima de tudo, adaptado à etiologia. É também frequentemente multidisciplinar.

RECOMENDAÇÕES :

Gostaríamos de fazer algumas recomendações:

> Às autoridades :

- Tornar o acesso aos cuidados de saúde mais equitativo entre regiões e entre categorias sociais.
- Formar especialistas suficientes em cirurgia infantil, pediatria, cuidados intensivos pediátricos e radiologia.
- Dotar os hospitais de meios diagnósticos e terapêuticos adequados.

> Para profissionais de saúde:

- [1]Examinar cuidadosamente qualquer criança que apresente dor abdominal ligeira .
- Encaminhar os doentes o mais rapidamente possível para centros de referência.
- Reforçar a colaboração interdisciplinar envolvendo cirurgiões pediátricos, pediatras, unidades de cuidados intensivos e radiologistas.

> Ao público :

- Qualquer dor abdominal intermitente em crianças deve ser imediatamente comunicada.
- Evitar a auto-medicação.

Bibliografia:

1-Franchi.S ;Martelli.H ;Paye-jaouen.A ;Goldzmidt.D ; Pariente. D.
Intussusceção intestinal aguda em bebés e crianças.
EMC-pediatrie 2 (2005) 45-57.

2- Sarnacki .S ; Sayegh.N ; Martelli.H.
IIA em bebés e crianças. EMC pediatrie; 4-018-P-10, 1996,6P.

3- MEZANE SAIDA et al. Invaginação intestinal aguda em bebés e crianças [These Med]. Fes : Universite Sidi Mohamed Ben Abdellah; 2011. P 162.

4- Aubrespy P, Derlon S, Alessandrini P, et al.
[1]Invaginação intestinal aguda em bebés e crianças. Análise de 125 casos tratados cirurgicamente. ChirPediatr 1983;24:392-5.

5-HuppertzHI ; Soriano-Gabarro M ; Grimprel E ; et al.
Intussusceção em crianças pequenas na Europa. Pediatr Infect Dis J 2006; 25 (Suppel 1) S 22 - 9.

6- Sami A. Unusual cause of intussusception: diffuse large B-cell non
Linfoma de Hodgkin: relato de um caso e revisão. *Eur Med Pharmacol SCI* 2012
Dez; 16(14):1938-46.

7-Ongom PA, Opio CK, Kijjambu SC.
Etiologia e tratamento da intussusceção infantil num hospital terciário da África subsariana: um estudo retrospetivo de 10 anos. BMC Gastroenterol. 2014 maio; 14(1):86.

8- ENEHWI AHMEDOU. Intussusceção intestinal aguda secundária em crianças. [These Med]. Marraquexe : Universidade CADI-AYYAD ; 2016. P 166. N° = 95.

9- T. MHANNA. Intussusceção intestinal aguda secundária em crianças: 13 casos. [These Med]. Fes : Universite Sidi Mohamed Ben Abdellah ; 2015. P 166. N° = 019.

10- TRAORE D, SISSOKO F, ONGOIBA N, TRAORE I, TRAORE AK, KOUMARE AK.
Intussusceção: diagnóstico, morbidade e mortalidade num país em desenvolvimento. Journal of visceral surgery junho de 2012; 149(3): 211-4.

11- [1]BOUALI O, ABBO O, IZARD P, BAUNIN P, GALINIER P. Invaginação intestinal aguda em bebés e crianças.
EMC - Urgência. setembro de 2012; Volume 16, Número 3 - Páginas 1 - 9.

12- Barbette P. (.Envies chirurgies et anatomiques. Genebra: Francois Miege; 1674 522p.

13- Hutchinson J. A. Caso bem sucedido de secção abdominal para

intussusceção.
Proc R Med ChirSoc 1873;7:195.
14- Ravitch MM. Intussusception. Em: Ravitch MM, Welch KJ, Benson C, Aberdeen E, Randolph JG, editores. Pediatric surgery. Chicago: Year1986 Livro Editora Médica p. 868-82.
15- RE bruto.
A cirurgia da infância e Child Hood.
Philadelphia: WB Saunders; 1953 297p.
16- Ein SH, Stephens CA.
Intussusceção: 354 casos em 10 anos.
J PediatrSurg 1971; 6:16-27
17- R. AMRANI, S. MESSAOUDI, A. SEDDIKI, N. TAZI.
[1]Invaginação intestinal aguda revelando doença celíaca num lactente de 7 meses de idade. Jornal de pediatria e puericultura (2015) 28, 80 - 82.
18- PISACANE A; CARACCIOLO G; DELUCA U; GRILLO G et Coll.
Alimentação do bebé e intussusceção. 1993;
Vol 123; N°4, páginas 593-595.
19- Ong NT, Beasley SW.
O ponto de chumbo na intussusceção. J PediatrSurg 1990;25:640-3.
20- WEST .K. W; STEPHENS .B; RESORLA .F .J; et al.
Intussusceção pós-operatória: experiência com 36 casos em crianças; Cirurgia (outubro) 1988;Vol 104, páginas 781-787.
21- DE VRIES S, SLEEBOOM C, ARONSON D.C.
Intussusceção pós-operatória em crianças.
British Journal of Surgery.1999; 86:81-3.
22- YU ZUO BAI, HUI CHEN, WEI LIN.
Um tipo especial de intussusceção pós-operatória: a intussusceção ileo-ileal após redução cirúrgica da intussusceção ileocólica em bebés e crianças.
Jornal de Cirurgia Pediátrica.2009; 44- 755-58.
23- NIAUDET. P ; BENAMAYO. J. P.
Doenças sistémicas com envolvimento renal;
Archives de pediatrie ; 2006 ; N° 13 ; páginas 596-603.
24- OUEDRAOGO YEWAGNA DIT MAHAMADI.
Intussusceção intestinal aguda: aspectos epidemiológicos, clínicos e terapêuticos. [These Med]. Burkina-Faso: Universitaire Yalgado OUEDRAOGO et Charles DE GAULLE de Ouagadougou; 2012. P 120. N° = 145.
25- Patte C, Philip T, Rodary C, et al.
Elevada taxa de sobrevivência em linfomas e leucemias de células B em fase

avançada sem
Envolvimento do SNC com um curto intensivo. Resultados de um ensaio aleatório de poliquimioterapia da Sociedade Francesa de Oncologia Pediátrica (SFOP). J Clin
Oncol 1991;9: 123-32.
26- Abou-Nukta F, Gutweiler J, Khaw J, Yavorek G.
Lipoma gigante causando uma intussusceção colo-colónica.
Am Surg. 2007;73(4):417.
27- NOUIRA F, YENGUI H, BEN AHMED Y, CHARIEG A, KHEMAKHEM R, GHORBEL S.
Intussusceção intestinal secundária: 25 casos pediátricos.
Arquivo de Pediatria. junho de 2010; Volume 17, Número 6, Suplemento 1-109.
28- WIFAK BENGARAI. Les invaginations secondaires chez L'enfant a propos de 21 cas aux urgences chirurgicales pediatriques. [TheseMed], Rabat: Universite Mohamed V-Souissi; 2013. P 180. N° = 98.
29- P. PETIT, J.P. PRACROS.
O papel da ecografia nas emergências digestivas em crianças. J Radiol 2001; 82:764-78.
30- BINES J.E., IVANOFF B., JUSTICE F., MULHOLLAND K.
Definição de casos clínicos para o diagnóstico de intussuscepções agudas.
J PediatrGastroenterolNutr 2004; 39:511-8.
31- RAMACHANDRAN P., VINCENT P., PRABHU S., SRIDHARAN S.
Prolapso rectal de intussusceção, a experiência de uma única instituição.
Eur J PediatrSurg, 2006; 16:420-2.
32- Pracros JP, Tran-Minh VA, Morin DE.
Intussusceção intestinal aguda em crianças: contribuição da ultrassonografia.
Ann Radiol 1987; 30:525-30.
33- Hasegawa T, Sumimura J, Mizutani S, TazukeY, Okuda S, Dezawa T.
O sinal do donut: um achado ultrassonográfico no linfoma de Burkitt intestinal pediátrico. PediatrSurgInt 1998;13:297-8.
34- Leon K Eisen, John D Cunningham, Arthur H Aufses Jr.
Intussusceção em crianças: Revisão Institucional.
J Am CollSurg 1999;188:390-395.
35-Lebeau R, Koffi E, Diane B, Amani A, Kouassi JC.
Invaginações intestinais agudas em crianças: análise de uma série de 20 casos.
Ann Chir2006; 131: 447-50.
36- FATIH EROL .M; SEVKI KARAKAYALI .A; OZER .S; YILDIZ .M
Linfoma do tecido linfoide associado à mucosa do íleo como causa de uma invaginação intestinal. Journal of Pediatric Surgery. 2008; N° 43, páginas: 13-

15.
37- Ein SH, Stephens CA, Shandling B, Filler RM.
Devido a linfoma. J PediatrSurg 1986;21:786-8.
38-Brichon P, BertrandY, Plantaz D.
[1]Linfoma de Burkitt revelado por invaginação intestinal aguda em criança. Ann Chir 2001;126:649- 53.
39- Pui CH, Evans WE.
Tratamento da leucemia linfoblástica aguda infantil.
N Engl J Med 2006;354:166-78.
40- Redaelli A, Laskin BL, et al.
A systematic literature review of the clinical and epidemiological burden of acute lymphoblastic leukaemia (ALL).Eur J Cancer Care (Engl) 2005;14:53-62.
M. Schiffa, H. Ogier de Baulnya. Macrocitose de origem metabólica.
Arquivos de Pediatria 2013;20:180-182.
41- Valayer. J.
Malformações congénitas do duodeno e do intestino ;
EMC- pediatrie, 4-017-B-10, 2006.
42-NOURI A, BELGHITH M, MEKKI M, BEN ATTIA M, HOUISSA T.
Duplicações digestivas em crianças. Cerca de 24 casos.
RevMaghrebPediatr. 1993; 3-17-21.
43- Mazzola a, D. Balas b, C. Deminiere c, N. Grenier d, H. De Clermont e, F. Comby f, J.-M. Ferriere a, G. Pasticier a et Al.
Cerco gástrico e vesical heterotópico: um caso clínico no cruzamento da embriologia e da histopatologia. Doi : 10. 1016 / j. Purol. 2010. 05. 004. N° 4, Páginas 296-299.
44- Fahd. Ouchen.
Intussusceção intestinal aguda em bebés e crianças no hospital provincial de TETOUAN, (2007). Les invaginations intestinales secondaires chez les enfants [These Med]. Fes : Universite Sidi Mohamed Ben Abdellah. 2015. P 150. N° = 019.
45- ZANELLI .S; DI MAIO .M; DODAT .H et Coll ;
[1]Invaginação intestinal aguda .
Archives de Pediatrie, setembro de 1995; Volume 2, Número 9; páginas 897-898.
46- BEN MERIEM .C; HAMMAMI .S; CHOUCHANE .S etColl ;
Púrpura reumatoide em crianças: 67 casos ;
Journal de pediatrie et de puericulture ; 2006; N° 19, páginas 323-327
47- Wajeeh.UDDIN; MANDLAL.K; JAVED.A; TALAT.M; NOSHAD. A
Uma auditoria da intussusceção não idiopática em crianças.

Jlumis. 2010 setembro - dezembro; Vol 09 N°= 03-134-36.
48- Mohamed HAMID. Gestão da intussuscеção intestinal aguda em bebés e crianças. [These Med]. Marraquexe : Universidade CADI- AYYAD ; 2011. P 123. N° = 77.
49- Galinier. P, Izard .P, Juricie .M, Kern .D, Domenech .B, Baunin .C, Puget.
C, Vaysse .P. Invaginação intestinal aguda em bebés e crianças;
EMC, urgência, 24-300-C-10, 2007.
50-EKLOF O; HARTELIUS H.
Fiabilidade do diagnóstico por radiografia simples abdominal em doentes pediátricos com
Suspeita de intussuscеção Pediatr. Radiol. 1980; vol. 9; páginas 199-206.
51- Kull E, Blanchet E, Beau P.
Invaginação intestinal e doença celíaca: relato de um caso.
GastroenterolClinBiol 2003; 27: 1043-5.
52- Essomba .A, Mefire .A.C, Fokou .M, Ouassouo .P.M, Esiene. A ,Abolo .L.M, Malong .E.E ; Les abdomen aigus d'etiologie parasitaire: analyse d'une serie retrospective de 135 cas . Annales de chirurgie 131 (2006) ,194-197.
53- E. DUTOIT.
Trichocephales e Trichcephalosis.
EMC - Pediatria 2 (2005) 355-362.
54-ARCHANE **M.I, SEBTI M, ALAOUI T, BALAFREJ A, TOLOUNE F, AHAYON V.**
Distúrbios digestivos na tuberculose pulmonar progressiva.
In 46e Congres Frangais de Medecine, Marraquexe, Masson, 1987 : 23-36.
55- LAMDAOUAR BOUAZZAOUI N.
"Doenças infecciosas dos recém-nascidos, bebés e crianças.
Rabat, Editions Nouvelles, 1989: 399-428.
56-M. Kisra, I. Azzouzi; F. Ettaybi; M. Benhamou.
Invaginação intestinal causada por um Trichobezoard.
Medicina do Magrebe 2001, N° 86.
57-E. Youssef. Invaginação intestinal aguda secundária a tricobezoard em crianças. Pan Afr Med J. 2014; 17: 31.
58- EL KAOUI .H; BOUCHENTOUF .SM; SALL.I; SAIR. K et Coll.
Invaginação intestinal no pólipo fibro-inflamatório de Vanek ;
Gastroenterologia Clínica e Biológica; novembro de 2007, Vol 31, Número 11, páginas 978-979.
59- M. BEN AMEUR et al.
Intussuscеção intestinal secundária em crianças: 14 casos [These Med]. [Rabat

:Universite Mohamed V - Souissi ; 2008.P 110. N° = 173.
60- SCHIER F. Experiência com laparoscopia no tratamento da intussusceção. Journal of Pediatric Surgery 1997; 32: 1713-4.
61- KHEN-DUNLOP N., SARNACKI S., SAYEGH-DAGHER N.
[1]Invaginação intestinal aguda em bebés e crianças.
EMC, Gastro-enterologia, 9-044-I-10, 2008.
62- K. MAAZOUN, M. MEKKI, L. SAHNOUN, S. HAFSA, M. BEN BRAHIM, M. BELGHITH, A. ZAKHAMA, R. JOUINI, M. GOLLI, I. KRICHENE, A. NOURI.
[1]Causas invulgares de intussusceção intestinal aguda: cerca de 27 casos ;
Archives de pediatrie 14 (2007) 4-9.
63- HUPPERTZ .H.I; SORIANO-GABARRO .M; GRIMPREL .E; FRANCO .E et Coll.
Intussusceção entre crianças de tenra idade na Europa A Infecciosa Pediátrica Revista de Doenças. janeiro de 2006; Volume 25, páginas 22-29
64-V. Juliana, M. Biardb, A. Labbe, F. Amata.
[1]Intussusceção intestinal aguda atípica Archives de Pediatrie 2012; 19 : 526 - 527.
65- Steele AD, Patel M, Cunliffe NA, Bresee JS, Borgstein E, Parashar UD. Workshop sobre intussusceção em países africanos -- relatório da reunião.Vaccine. 2012 Apr 27;30Suppl 1:A185 - 9. doi: 10.1016/j.vaccine.2011.10.004.
66-K. Bentama; I. Chemalal; M. Benabbou et al. Invaginação intestinal aguda consecutiva a um lipoma de enxerto: relato de um caso e revisão da literatura. Revista Pan Africanmedical. 2012; 12: 98.
67- PR OLIVIER REINBERG.
Dor abdominal nas crianças: quando é que se deve chamar o cirurgião?
Rev Med Suisse 2012; 8: 2092 - 7.

APÊNDICES

Conclusão:

[1]A intussusceção intestinal aguda é uma emergência abdominal relativamente frequente no nosso contexto. É difícil de diagnosticar na ausência de investigações adicionais específicas. O diagnóstico é maioritariamente per-operatório. Os tumores digestivos foram a etiologia mais frequente no nosso estudo. O tratamento precoce do doente melhorará o seu prognóstico vital. O tratamento é cirúrgico e, acima de tudo, adaptado à etiologia. É também frequentemente multidisciplinar.

Palavras chave : II, IIAS, DM, cirurgia pediátrica, Mali.

Formulário de inquérito

Folha de observações n°: /_

Processo médico n° /,

I. Dados sócio-demográficos:

1. ***Nome:***
2. ***Nome próprio***
3. ***Idade: 1- Recém-nascido //2- Bebé //3- 3 a 9 anos //4-10 a 15 anos //***
4. ***Sexo: 1- Masculino /___ / 2- Feminino /___ / /***
5. ***Grupo étnico: 1- Bambara /__ / 2- Malinke /__ / 3- Peulh /__ / 4- Bobo /__ / 5- Minyanka // 6- Senoufo // 7- Soninke / / 8- Dogon / / 9- Sonrhai /__ /10- Maure //11- Kakolo //12- Outro a especificar:***
6. ***Nacionalidade: 1- Maliano /__ / 2- Não maliano /_ /***
7. ***Contacto (endereço):***
8. ***Origem: 1- Kayes /__ / 2- Koulikoro /__ / 3- Sikasso /__ / 4- Segou /__ / 5- Mopti /__ / 6- Tombouctou /__ / 7- Gao /__ / 8- Kidal /__ / 9- Bamako /__ / 10- Outros:***
9. ***Endereço de: 1- Médico /__ / 2- Enfermeiro /__ / 3- Pai(s) /__ / 4- No hospital / /5- Outro a especificar:***
10. ***A data de admissão:***
11. ***A data de lançamento:***

II. Antecedentes:

1- Pessoal:

a- Médico:

1- ***Tumor digestivo:***
2- ***Púrpura reumatoide:***
3- ***Síndrome hemolítico-urémico:***
4- ***Fibrose cística:***
5- ***Hemangioma:***
6- ***Traumatismo abdominal:***
7- ***Queimaduras térmicas***
8- ***Quimioterapia:***

9- *Doença de Calia:*

10- *Outras causas a especificar:*

b- *Cirúrgico:*

11- *Divertículo de Meckel*

12- *Duplicação digestiva*

13- *Pólipo intestinal*

14- *Opere (es): 1- Sim /__ / 2- Não /___ / 3- Se sim, para que patologia / .*

15- *Outros a especificar:*

c- *Família:*

16- *Pai:*

17- *Mera:*

18- *Co11aTëгaux:*

19- *Outros a especificar:*

III. *Motivo da consulta:*

a- Dor abdominal: 1- Sim / / 2- Não / /

b- Choro e gritos: 1- Sim / / 2- Não / /

c- Vómitos: 1- Sim / / 2- Não / /

d- Recusa de alimentação: 1- Sim // 2- Não //

e- Rectorrhagia: 1- Sim / / 2- Não / /

f- Fecho de materiais e gases: 1- Sim // 2- Não //

g- Agitação: 1- Sim / / 2- Não / /

h- Outros a especificar:

2- *Sinais ∂ënëmux:*

a- Estado ∂ënëm1:1- Bom / / 2- Razoável / / 3- Mau / /

°b- Febre (TвmpëM^в зupë^u^ a 38 c): 1- Sim // 2- Não //

c- Dësidratação: 1- Sim // 2- Não //

d- Calor: 1- Sim // 2- Não //

e- Estado de choque: 1- Sim / / 2- Não / /

f- Outros a especificar:

3- *Sinais funcionais:*

a- Dëlais de consulta:

b- Dor: 1- Sim / / 2- Não / /

c- Gritos plangentes: 1- Sim / / 2- Não / /

d- Vómitos: 1- Sim / /2- Não / /

e- Rectorrhagia: 1- Sim / / 2- Não / /

f- Outros a especificar:

4- *Sinais físicos:*

a- Inspeção:

1- *Distensão abdominal: a- Sim / / b- Não / /*

2- *Abdómen inchado: a- Sim // b- Não //*

3- *Abdominoplastia: a- Sim / / b- Não / /*

4- *Equimoses: a- Sim / / b- Não / /*

5- *Pëtëchies: a- Sim // b- Não //*

6- *Outros a especificar:*

b- Palpação:

1- *Dor provocada: a- Sim / / b- Não /_ /*

2- *Massa abdominal: a- Sim / / b- Não / /*

3- *Vacuite de la FID: a- Sim // b- Não //*

4- *Outros a especificar:*

c- Percussão:

1- *Timpanismo: a- Sim /_ / b- Não //*

2- *Submatite: a- Sim /_ / b- Não /_ /*

3- *Matéria: a- Sim /_ / b- Não /_ /*

d- Auscultação: ruídos hidroaéreos,

1- *Presente /___/ 2- Diminuído / / 3- Abolido / /*

e- Exame rectal:

1- *Rectorrhagia: a- Sim / / b- Não //*

2- *Pudim de invaginação: a- Sim / / b- Não /_ /*

3- *Prolapso da bexiga: a- Sim /_ / b- Não / /*

4- *Reto vazio: a- Sim / / b- Não / /*

5- *Outros a especificar:*

IV. Testes paraclínicos:

1- Testes biológicos:

- *Agrupamento: ; Rhesus:*
- *Hemograma: 1- Normal / / 2- Anormal //*
- *Anemia: 1- Sim / / 2- Não / /*
- *Hiperleucocitose: 1- Sim / / 2- Não /_ /*
- *PCR: 1- Normal / / 2- Anormal / /*
- *VS: 1- Normal / / 2- Anormal / /*
- *PT: 1- Normal /___/ 2- Anormal /___/*
- *APTT: 1- Normal /_/ 2- Anormal / /*
- *Ionograma: 1- Normal /___/ 2- Anormal / /*
- *Uree: 1- Normal /___/ 2- Diminuído /_ / 3- Alto / /*
- *Creatininemia: 1- Normal /___/ 2- Diminuída /___/ 3- Elevada / /*
- *Clearance: 1- Normal /___/ 2- Diminuído /___/ 3- Elevado /___/*
- *Outros a especificar:*

2- Sinais radiológicos:

- *Ultrassom:*
  - *Secção transversal do flange de invaginação: Imagem de Cocarde /__/*
  - *Secção longitudinal do flange de invaginação: imagem em sanduíche /__/*
- *ASP:*
  - *Imagem em "Grisaille de la FID": /_ /*
  - *Imagem em "Opacidade do molde de ar": /_ /*
  - *"Mau arejamento digestivo" imagem: / /*

o *Outros a especificar:*

- ***Lavagem hidrostática e pneumática:***

o *Garra de lagosta imagem: / /*

o *Imagem "paragem em forma de taça": //*

o *Imagem em "Arret en trident": // o Outra a especificar:*

- ***Exame abdominal:***

Massa abdominal: 1- Sim /_ / 2- Não / /

- *Outros a especificar:*

V. Tratamento

1- Médico:

o *Analgésico: 1- Fase I / / 2- Fase II / 3- Fase III /_ /*

o *Antibioterapia: 1- Mono /__ / 2- Bi /___ / 3- Tri /___ / 4- Outra a especificar:*

o *Transfundido: 1- Sim / / 2- Não / /*

o *Reidratação:*

o *Redução hidrostática: 1- Sim / / 2- Não /_ /*

o *Redução da água: 1- Sim / / 2- Não /_ /*

o *Redução pneumática: 1- Sim / / 2- Não /_ /*

o *Outros a especificar:*

2- Cirúrgico:

o ***Redução manual simples: 1- Sim / / 2- Não / /***

o ***Ressecção por anastomose término-terminal: 1- Sim / / 2- Não /__/***

o ***Estoma: 1- Sim / / 2- Não / /***

o ***Outros a especificar:***

3- Reanimação:

o ***Antes da cirurgia: 1- Sim / / 2- Não / /***

o ***Após a operação: 1 - Sim // 2-Não //***

VI. Evolução:

o *Favorável: 1- Sim // 2- Não //*

o *Complicado (s): 1- supuração /_ /2- lacrimação em fio // 3- eventração // 4- Evisceração // 5- Re-invaginação // 6- Obstrução intestinal aguda // 7- Peritonite pós-operatória // 8- Outros a especificar:*

o *Falecido: /___ /*

VII. Duração do internamento hospitalar:

Na maioria dos casos, as sequelas são simples, com internação hospitalar de 02 a 21 dias.

o *Os casos em que a redução foi cirúrgica sem ressecção necessitaram de internação hospitalar entre 02 dias e 7 dias.*

o *Os casos cuja redução foi cirúrgica com ressecção necessitaram de internação hospitalar que variou de 03 dias a 21 dias.*

- ***02 a 07 dias: 1- Sim /   / 2- Não /   /***
- ***08 a 15 dias: 1- Sim /   / 2- Não /   /***
- ***16 a 21 dias: 1- Sim /   / 2- Não /   /***
- ***Mais de 21 dias: 1- Sim / / 2- Não /   /***

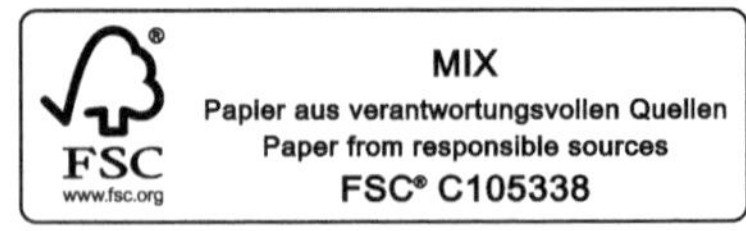

Printed by Books on Demand GmbH, Norderstedt / Germany